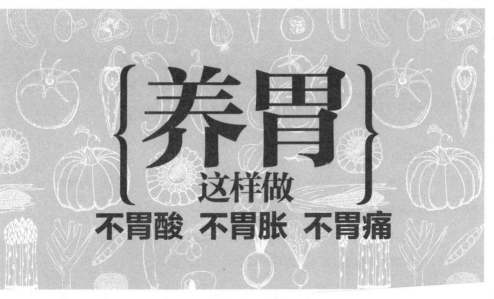

# {养胃}
## 这样做
## 不胃酸 不胃胀 不胃痛

梁跃 编著

U0281208

电子工业出版社.
**Publishing House of Electronics Industry**
北京·BEIJING

**图书在版编目（CIP）数据**

养胃这样做：不胃酸 不胃胀 不胃痛 / 梁跃编著.—北京：电子工业出版社，2019.1

ISBN 978-7-121-34945-4

Ⅰ.①养… Ⅱ.①梁… Ⅲ.①益胃－基本知识 Ⅳ.①R256.3

中国版本图书馆CIP数据核字（2018）第199055号

其他作者：顾 勇

责任编辑：郝喜娟
特约编辑：谷秀丽
印　　刷：三河市双峰印刷装订有限公司
装　　订：三河市双峰印刷装订有限公司
出版发行：电子工业出版社
　　　　　北京市海淀区万寿路173信箱　　邮编：100036
开　　本：720×1000　1/16　印张：12.5　字数：220千字
版　　次：2019年1月第1版
印　　次：2025年2月第18次印刷
定　　价：45.00元

　　凡所购买电子工业出版社图书有缺损问题，请向购买书店调换。若书店售缺，请与本社发行部联系，联系及邮购电话：（010）88254888，88258888。

　　质量投诉请发邮件至zlts@phei.com.cn，盗版侵权举报请发邮件至dbqq@phei.com.cn。

　　本书咨询联系方式：haoxijuan@phei.com.cn

生活节奏的加快，工作压力的增大，自然环境的变化，使我们的身体频频出现问题。当下，胃病的发病率大大提高，"十人九胃病"早已不是妄言。

据有关数据显示，我国慢性胃炎的发病率约为30%，消化性溃疡的发病率约为10%，我国的胃肠病患者有1.2亿多人，是世界上的"胃病大国"。胃病已成为我国常见的多发慢性疾病，给人们的生活和工作带来了严重的困扰。

《黄帝内经》记载："脾胃者，仓廪之官，五味出焉。"意思是说脾胃犹如仓库，不仅可以摄入食物，而且能够输送营养物质，提供全身所需热量。《脾胃论》中记载："内伤脾胃，百病由生。"也就是说，如果一个人的脾胃不好，气血化生不足，身体各个器官得不到正常的濡养，就会功能失调或减退，接着就会滋生各种疾病，影响健康。

为什么您的胃病反反复复总不好呢？那是因为您还不会正确养胃。俗话说"胃病三分治七分养"，会养胃，病才会好。其实，即使没有胃病，养胃也很重要。

那么，怎样才能养好胃呢？

有的人采取忌口的方式，辣的食物不敢吃，凉的食物不敢尝。

有的人听说哪种食物养胃就只吃哪种食物，比如天天喝粥，或顿顿吃面食。

有的人胡乱吃药，吃这种养胃药没效果，就换另一种养胃药。

其实，这些养胃方法都是不科学的，不仅难以达到养胃的效果，还容易造成营养不均衡，或者直接损害胃健康。

养胃不是一朝一夕的事，科学养胃要从生活细节开始。未病先防是养胃良策。为此，我们精心打造了这本书，旨在让广大读者掌握正确的养胃方式，以自然的方式养好胃。

本书重点突出，方法科学实用且方便操作，内容涉及膳食营养、科学运动、居家生活、四季调养、中医理疗等方面。

一书在手，脾胃无忧。这是一本实用性很强的科普读物，可帮您轻松掌握日常养胃的方法，从而养好胃，强身健体。

# 目 录

## 第一章

# 关于养胃，你知道多少

你了解自己的胃吗⋯⋯⋯⋯⋯002
胃对人体健康有何意义⋯⋯⋯⋯002
补脾益肠，胃才健康⋯⋯⋯⋯⋯003
胃不好，胃病找上门⋯⋯⋯⋯⋯005
说说胃病是怎么回事⋯⋯⋯⋯⋯005
哪些人更容易得胃病⋯⋯⋯⋯⋯006
测一测，你离胃病有多远⋯⋯⋯007
有关养胃的几个误区⋯⋯⋯⋯⋯008

## 第二章

# 原来，这都是胃的求救信号

舌苔异常：警惕胃出了毛病⋯⋯012
口唇变化：可能是脾胃有问题⋯⋯012
口腔异味：多半是胃中有火⋯⋯013
恶心呕吐：多由脾胃虚寒引起⋯⋯014
味觉异常：留心脾胃功能失调⋯⋯014
食欲不振：意味着脾胃出了问题⋯015

泛酸烧心：胃部疾病的征兆⋯⋯⋯015
打嗝嗳气：胃气失和的表现⋯⋯⋯016
大便出血：可能源于胃热胃虚⋯⋯017
睡眠不佳：胃不和则卧不安⋯⋯⋯017

## 第三章

# 吃对一日三餐，养胃并不难

饮食习惯关乎胃的健康⋯⋯⋯⋯020
正确的进食顺序更养胃⋯⋯⋯⋯022
合理烹调有助于养胃⋯⋯⋯⋯⋯023
饭前喝点汤，保胃又健康⋯⋯⋯024
不吃早餐，胃很受伤⋯⋯⋯⋯⋯026
长期快食午餐易患胃病⋯⋯⋯⋯028
晚餐七分饱，能把胃来保⋯⋯⋯030
有些食物空腹吃易伤胃⋯⋯⋯⋯032
日常养胃优质食材大盘点⋯⋯⋯033
小米 最能健脾养胃的滋补米⋯⋯033
山药 有效改善脾胃功能⋯⋯⋯⋯034
红薯 补中、暖胃、消食⋯⋯⋯⋯036
土豆 补胃气的"地下水果"⋯⋯⋯038
南瓜 有效保护胃黏膜⋯⋯⋯⋯⋯039
香菇 增进食欲，防胃病⋯⋯⋯⋯040

猴头菇 鲜美的养胃山珍 ·············· 042

卷心菜 天然的"养胃菜" ·············· 044

菠菜 消食养胃,防便秘 ·············· 045

番茄 补充胃酸,助消化 ·············· 046

胡萝卜 健胃的"小人参" ·············· 047

白萝卜 促消化,调肠胃 ·············· 048

生姜 天然的"呕家圣药" ·············· 050

山楂 助消化,去积食 ·············· 052

香蕉 清热润肠,健脾胃 ·············· 054

苹果 健胃又通便 ·············· 055

木瓜 增强肠胃力,助消化 ·············· 056

猪肚 补益脾胃的佳品 ·············· 059

鲢鱼 祛胃寒,治胃痛 ·············· 060

鲫鱼 对脾胃虚弱有疗效 ·············· 061

牛奶 保护胃黏膜 ·············· 062

不可不知的几种伤胃食物 ·············· 064

老中医推荐的养胃好药材 ·············· 065

第四章

# 经常动一动,
# 还你好胃口

散步,按摩胃部的运动 ·············· 072

慢跑,调理脾胃有奇效 ·············· 073

跳绳,跳跃有助于防胃病 ·············· 074

仰卧起坐,改善脾胃气虚 ·············· 075

脚趾抓地,增强胃肠功能 ·············· 076

太极拳,常练可调养脾胃 ·············· 077

八段锦,调理脾胃臂单举 ·············· 079

简单易学的养胃保健操 ·············· 080

第五章

# 做对小事,
# 养胃需关注细节

睡得不香,胃也遭殃 ·············· 086

睡姿也关系到胃健康 ·············· 087

正确饮水,调养脾胃促健康 ·············· 088

饭后别做这些伤胃的事 ·············· 089

经常喝酒的人该如何养胃 ·············· 091

脾胃不好的人,能喝茶吗 ·············· 093

减肥不当,容易减去胃健康 ·············· 095

想要养胃,好心情很重要 ·············· 096

第六章

# 四季不同,
# 养胃各有侧重

【春季·养胃】 ·············· 100

"春捂"养胃进行时 ·············· 100

春季慎防这些肠胃病 ·············· 101

春季养胃宜"多甘少酸" ·············· 102

春季饮食应注意"四多四少" ·············· 103

春季养胃食谱推荐 ·············· 104

【夏季·养胃】 ·············· 106

炎炎夏日,贪凉会伤胃 ·············· 107

穿露脐短装易致胃病 ·············· 107

夏季胃口不好怎么办 ·············· 108

冰箱使用不当易致胃病 ·············· 109

夏季养胃六要点 ·············· 110

夏季养胃食谱推荐····················· 111

【秋季·养胃】························· 114

"秋冻"养胃宜适度····················· 114

秋季易伤津,清润养脾胃··············· 115

秋季进补五禁忌······················· 116

中秋吃月饼,别忽视胃健康············· 117

秋季养胃食谱推荐····················· 118

【冬季·养胃】························· 121

冬季养胃先防寒······················· 121

冬季进补,对症调脾胃················· 123

冬季喝点驱寒养胃茶··················· 124

吃火锅小心伤了你的胃················· 125

冬季养胃食谱推荐····················· 126

第七章

# 按摩养胃:
# 小穴位,大疗效

按摩养胃的常见手法··················· 132

养胃可常按手部四穴位················· 134

"养胃穴"藏在你的腿上··············· 136

其他常用养胃穴位推荐················· 138

第八章

# 刮痧养胃:
# 刮一刮,胃更好

刮痧养胃的常见手法··················· 142

刮痧养胃的要领和诀窍················· 144

刮拭脾胃体表对应区域················· 148

刮痧养胃常用穴位组合推荐············· 149

第九章

# 艾灸养胃:
# 补虚祛病用艾药

艾灸养胃的常用方法··················· 154

艾灸养胃六大禁忌····················· 155

不可不知的艾灸养胃要点··············· 156

艾灸养胃常用穴位推荐················· 157

第十章

# 泡脚养胃:
# 暖身强胃有奇效

泡脚,暖身强胃有奇效················· 162

泡脚养胃并非适合所有人··············· 162

泡脚养胃必知"四宜四忌"············· 164

泡脚养胃常用方推荐··················· 165

第十一章

# 对症养胃:
# 常见症状调养方案

【症状一:胃痛】····················· 170

热敷方快速减轻胃痛··················· 170

缓解胃痛的按摩方····················· 171

止胃痛简易食疗方·······172
日常养护要点·······172

【症状二：泛酸】·······173
三类食物拯救泛酸的胃·······173
缓解胃泛酸的小偏方·······174
止酸简易食疗方·······174
日常养护要点·······175

【症状三：呃逆】·······175
按摩可防治呃逆·······176
刮痧有效缓解呃逆·······176
有效缓解呃逆的小妙招·······177
止呃简易食疗方·······177
日常养护要点·······178

【症状四：嗳气】·······179
缓解嗳气的小妙招·······179
缓嗳简易食疗方·······180
日常养护要点·······180

【症状五：胃胀】·······181

胀气者忌吃这七种食物·······181
按摩有效缓解胃胀气·······182
消胀简易食疗方·······183
日常养护要点·······184

【症状六：恶心呕吐】·······184
艾灸可有效止呕吐·······185
缓解恶心呕吐的小妙招·······185
止呕简易食疗方·······186
日常养护要点·······187

【症状七：消化不良】·······187
白萝卜+山楂有效助消化·······187
改善消化不良的小妙招·······188
助消化简易食疗方·······189
日常养护要点·······190

【症状八：食欲不振】·······190
改善食欲不振的小妙招·······190
开胃简易食疗方·······191
日常养护要点·······192

## 第一章

# 关于养胃，你知道多少

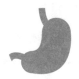

  胃，是人体的消化器官，是"水谷之海""气血之源"，是维持人体正常代谢和生长发育的根本。"百病皆由脾胃衰而生也"，可以说，胃不好是很多疾病产生的根源。因此，要想拥有健康的身体，首先要养好胃。那么，关于养胃，你知道多少呢？

# 你了解自己的胃吗

胃为六腑（胃、大肠、小肠、三焦、膀胱、胆）之一，又被称为胃脘。中医认为，胃是"水谷之海""气血之源"，是人体的"后天之本"，胃有受纳食物、腐熟水谷的生理功能，具有喜温恶寒、喜润恶燥、喜降恶升等生理特点。

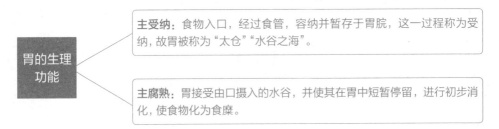

胃的生理功能

**主受纳**：食物入口，经过食管，容纳并暂存于胃脘，这一过程称为受纳，故胃被称为"太仓""水谷之海"。

**主腐熟**：胃接受由口摄入的水谷，并使其在胃中短暂停留，进行初步消化，使食物化为食糜。

胃主受纳和腐熟水谷的功能，不是单独进行的，要和脾的运化功能相配合才能顺利完成。因此，脾和胃常常相提并论。

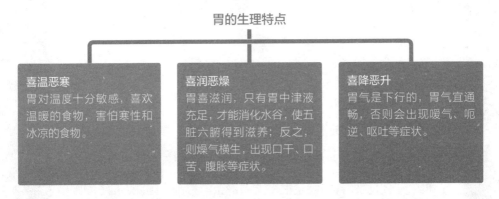

胃的生理特点

**喜温恶寒**
胃对温度十分敏感，喜欢温暖的食物，害怕寒性和冰凉的食物。

**喜润恶燥**
胃喜滋润，只有胃中津液充足，才能消化水谷，使五脏六腑得到滋养；反之，则燥气横生，出现口干、口苦、腹胀等症状。

**喜降恶升**
胃气是下行的，胃气宜通畅，否则会出现嗳气、呃逆、呕吐等症状。

# 胃对人体健康有何意义

## 胃好则气血足

中医认为，胃是"后天之本"，是"气血生化之源"。如果胃功能受损，食物的营养便不能被人体很好地消化、吸收和运输，这必然会导致气血不足。"胃为水谷之海，多血多气，清和则能受。"这就是说，胃的功能正常，营养才能源源不断，气血才会充足。

### 胃好则五脏安

胃出了问题，很可能会连累五脏。"脾胃一伤，则五脏皆无生气。"也就是说，脾胃受损，会使五脏失去濡养，气机失调，容易引发各种疾病。养好胃，五脏得到充足的气血濡养，人体的抗病能力才会提高。

### 胃好则四肢健

"四肢皆禀气于胃"，即四肢肌肉都需要胃中水谷精微及津液的濡养，从而维持正常的生理活动。如果四肢得不到充足的水谷之气的濡养，必然会出现问题，如肢软无力、倦怠疲惫、手脚冰凉等。

### 胃好则肥瘦衡

"脾胃俱虚，则不能食而瘦或少食而肥。"也就是说，胃不好会不思饮食而变得消瘦，或者饮食不规律导致肥胖。因此，只有调养好脾胃，使其发挥正常的生理功能，人体才会保持不胖不瘦的健康状态，从而预防多种疾病。

### 胃好则寿命长

"养脾胃就是养元气，养元气就是养生命。"人体生命活动中需要的营养，只有靠脾胃的运化功能才能获得。胃不好，必然影响食物的运化，身体各器官也会因营养缺乏而功能下降，轻则出现亚健康，重则发生病变，损伤寿命。因此，胃好不好是人寿命长短的重要影响因素之一。

## 补脾益肠，胃才健康

### 胃与脾

胃与脾在结构上互为表里，在功能上密切配合，共同负担着食物的消化、吸收及运送营养全身的重任。中医认为胃主受纳，脾主运化。食物进入胃，经胃的初步消化之后，下送于脾，脾再进一步消化与吸收，然后将营养运输至全身各处，滋养脏腑。如果脾的运化功能失常，便会影响胃的纳食，使人出现食少、腹胀等症状；

如果胃的受纳功能不好，也易使脾无以运化，使人出现饭后腹胀、消化不良等症状。

此外，胃主降，脾主升。胃气下沉，才能使食物得以下行，供给脾运化传输；脾气上升，才能帮助胃进一步消化食物。如果脾气不升，则胃气就会失降，易使人体出现食欲差、恶心、腹胀、便秘等症状。

### 胃与肠

胃与肠同属消化系统，它们同心协力，共同完成食物的消化、吸收和排泄等工作。小肠是"受盛之官"，接受经胃腐熟及初步消化的食物后，进一步消化，并分清泌浊，然后把食物的残渣下达于大肠。大肠的功能是把食物残渣变化成粪便，传送至大肠末端，经肛门排出体外。

换言之，食物摄入后，要在胃肠内消化、传导和排泄，不断地更替运化，不能久留。如果肠运化、传导功能失调，便会导致消化、吸收功能出现障碍，大便秘结不通，从而影响胃的和降，使人出现恶心、呕吐、食少等症状。

由此可见，胃和脾、肠的关系十分密切，脾和肠的功能正常，胃才能健康，所以养胃绝不能忽视了补脾益肠。

**胃与脾、肠的关系图**

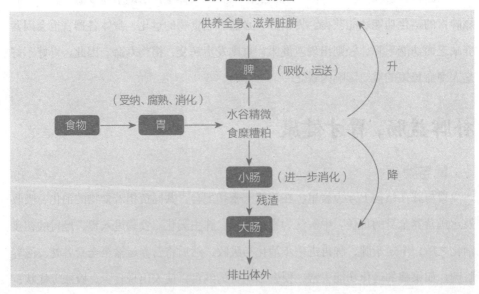

# 胃不好，胃病找上门

## 说说胃病是怎么回事

所谓胃病，实际上是许多与胃相关疾病的统称。它们有相似的症状，如上腹胃部不适、胃痛、食欲不振、饭后饱胀、泛酸、恶心、呕吐、呃逆、嗳气等。

胃病已经成为生活中极常见的疾病，并且近年来有年轻化的趋势。胃病为什么如此高发呢？胃病是怎么来的呢？

### 饮食所伤

**1. 不良饮食习惯**：如不定时就餐、暴饮暴食、爱吃夜宵、经常吃冷食、过度节食等，都容易给胃造成负担，扰乱胃的正常消化和吸收功能，从而诱发胃病。

**2. 饮食偏嗜**：如过度食用醋、蒜、辣椒、咖啡等刺激性食物，或过食肥甘厚味的食物，既易直接损伤食管、胃腑，又易导致胃气不降，从而出现胃痛、呕吐、痞满等症状。

**3. 饮食不洁**：吃了不洁净的食物，会导致某些病菌在肠胃中产生毒素，很容易引起急性胃炎，出现胃胀、胃痛和呕吐等症状。幽门螺杆菌是许多慢性胃病发生、发展中的一个重要致病因子。

**4. 过度饮酒**：酒性味辛热，过度饮用既易损伤胃气，耗损阴液，又易腐伤胃肠。平时经常饮酒过量，可使胃出现充血、水肿等症状，甚至诱发胃出血；而且，酒越烈性、饮酒量越大、饮酒时间越长，对胃的损伤就越大。

### 劳逸过度

中医认为，过劳或过逸都会影响脾胃功能而发病。过度劳累，比如长期熬夜工作，可耗气伤脾，致使脾胃运化迟滞，消化功能紊乱，从而出现不思饮食或食后难以消化等症状。

过度安逸，尤其是长时间卧床或久坐，可使胃肠气机停滞、运化无力，时间长了容易导致人体消化功能减退，使人出现食欲不振、脘腹胀满、便秘等问题。

### 情志失调

七情太过或不及，如长期焦虑或精神紧张、强烈恐惧或悲伤，超过了人体的正常心理承受能力，会使人体气机紊乱、脏腑阴阳气血失调，较多见的是影响脾胃的正常功能，使人出现脘腹胀满、不思饮食、嗳气、呃逆等症状。

### 滥用药物

俗话说"是药三分毒"，治疗某些疾病的药物虽有很好的疗效，但往往也有一些副作用，如对胃黏膜有强烈的刺激性。滥用药物可能会破坏胃黏膜，引发胃病。

---

**养胃小贴士**

人体是一个统一的整体，身体某一部分的病变会引起其他器官出现问题。一旦胃痛，很多人都想当然地认为自己得了胃病。其实不然，引发胃痛的因素有很多，胆囊、胰腺、心脏等器官的病变也有可能引发胃病。因此，胃痛时首先要确定病因。

---

## 哪些人更容易得胃病

| 上班族 | 应酬族 |
|---|---|
| 上班族大多患有或轻或重的胃病。他们大多工作繁忙、精神紧张、压力大，由此而影响食欲，造成脾胃运化功能障碍。此外，上班族饮食常不规律，且久坐不动，容易影响胃部正常的消化吸收，从而易被胃病困扰。 | 因为工作原因常在外面应酬的人，常常饮食不规律、暴食、频繁大量饮酒等，殊不知这些都容易加重消化系统的负担，给胃造成损伤，导致急、慢性胃炎和胃溃疡等胃病。 |
| **熬夜族** | **出差族** |
| 经常熬夜的人会损伤胃阴。"浓睡为养阴之法"，如果经常熬夜、睡眠质量差，便容易"暗耗阴液"，导致胃阴不足，易出现胃痛、饥不欲食、干呕呃逆等胃部病症。 | 经常出差，不仅奔波劳累，而且需要适应不同的环境，调整作息规律，这类人更容易患上胃病。此外，经常出差还有水土不服、饮食不当等健康隐患，导致这类人胃病频发。 |

| 开车族 | 老年人 |
|---|---|
| 以车代步的人常处于紧张的环境，身心过度疲劳。研究证实，长期精神紧张、情绪波动大，会影响胃部正常功能的发挥，易使人患上胃病。另外，饭后马上开车，血液会更多地被供应到紧张的肌肉和大脑里，使流经肠胃的血液相对减少，长期如此易使人体出现嗳气、胃胀、胃痛等不适。 | 老年人由于胃肠功能减弱而消化功能减退，稍不注意就容易出现上腹饱胀、嗳气、泛酸、食欲差、胃痛等问题。还需要提醒的是，胃内饱胀会使横膈的活动受阻，容易引起呼吸困难，增加心脏负担。 |

### 养胃小贴士

很多时候，胃病是一种生活方式疾病，此病的发生与长期不健康的生活习惯有很大的关系，如饮食不规律、暴饮暴食、爱吃辛辣刺激食物、过度饮酒及缺乏运动、经常熬夜、长期精神压力大等。因此，无论上述哪一种人群，若想远离胃病困扰，就必须立即改掉这些不良的生活习惯。

## 测一测，你离胃病有多远

这里有一个简单的小测试，能够让你知道自己离胃病有多远。请根据自己最近一个月的情况回答以下问题。

**问题1**：是否经常有腹胀的感觉？

是（ ） 否（ ）

**问题2**：是否经常泛酸？

是（ ） 否（ ）

**问题3**：是否常有上腹部疼痛或上腹部不适的感觉？

是（ ） 否（ ）

**问题4**：是否饭后常感到烧心？

是（ ） 否（ ）

**问题5**：是否吃东西不当后发生腹痛、腹泻？

是（　）　否（　）

**问题6：**是否患有咽炎并且频繁发作？

是（　）　否（　）

**问题7：**是否常打嗝并伴有口腔异味？

是（　）　否（　）

**问题8：**是否饭后有恶心、呕吐、积食感？

是（　）　否（　）

**问题9：**是否经常三餐不规律？

是（　）　否（　）

**问题10：**是否经常吸烟？

是（　）　否（　）

**问题11：**是否经常饮酒？

是（　）　否（　）

**问题12：**是否经常感到压力很大？

是（　）　否（　）

**问题13：**是否经常熬夜、睡眠不足？

是（　）　否（　）

测试结果：如果你全选择"否"，说明你的胃很健康！如果你选择"是"的答案超过4个，那么就要注意保持健康的饮食和作息习惯了！选择"是"的答案越多表示你越有可能患上了胃病。

当然，上面只是一个简单的小测试，并不能真正说明问题。为健康起见，如果你做出的肯定答案较多，还是尽快到医院检查吧！

# 有关养胃的几个误区

## 经常喝粥对胃好

民间有"喝粥养胃"的说法，很多胃不好的人会选择喝粥甚至是长期喝粥来养胃，其实这种做法是不科学的。虽然粥具有软、淡、黏等特点，易于消化吸收，但是喝粥省掉了咀嚼的过程，减少了口腔唾液腺的分泌，而唾液中的淀粉酶是有助于消化的；再者，粥水分多，会稀释胃液，不利于其他食物的消化吸收。

*正确做法：胃病患者不宜天天喝粥，应选择容易消化吸收的食物，并细嚼慢咽。健康的人更不要长期以粥为主食。*

### 喝牛奶能治胃病

胃部酸胀不适时喝一杯热牛奶往往可立即缓解症状，这是因为牛奶可稀释胃酸，暂时在胃黏膜的表面形成一层保护膜，从而使人感到舒适。这并不是说喝牛奶可以治胃病。最新研究表明，牛奶促进胃酸分泌的作用比它中和胃酸的作用更强，胃不好的人过量喝牛奶反而可能会加重病情。

*正确做法：胃病患者不宜长期喝牛奶，饮牛奶后出现腹泻的人也不宜喝牛奶。*

### 吃苏打饼干养胃

有些人喜欢吃苏打饼干，认为这样可以养胃，但事实并非如此。从成分上来看，苏打饼干中含有碱性的碳酸氢钠，可以在一定程度上中和胃内过多的胃酸，缓解烧心、泛酸等症状，但其作用和普通的馒头、面包差不多，只是更加方便携带而已。此外，市面上的苏打饼干脂肪含量很高，过多摄入不仅会增加胃的负担，还会导致热量超标。

*正确做法：苏打饼干还是少吃为好，并且购买苏打饼干时要看看食品成分表，选择钠和脂肪含量较少的。*

### 养胃就不能吃辣

辣椒有很强的刺激性，过量食用会刺激胃黏膜，引发或加重胃病。很多人为了养胃不敢吃辣椒，其实，健康的胃有胃黏膜屏障，能起到自我保护的作用。健康的人适当吃些辣椒，不仅不会刺激胃，反而有利于养胃。辣椒性热味辛，归心、脾经，有温中散寒、开胃消食的功效，适量食用可以辅助治疗胃寒气滞、脘腹胀痛、呕吐、泻痢等症。

*正确做法：健康的人可以经常吃点辣的，胃病患者则要根据自身情况少吃或不吃辣椒。*

### 胃不好只吃素食

生活中有些胃不好的人拒绝吃肉，只吃素食。他们认为肉类食物不好消化，吃肉不利于胃健康；然而，素食通常缺乏人体必需的蛋白质、脂肪酸等营养素，而胃黏膜的修护和更新都需要足够的优质蛋白质，因此，胃不好只吃素食是不妥的。

*正确做法：胃不好的人也应该适当吃一些动物瘦肉、鱼肉、蛋等，并尽量采取炖、蒸等烹饪方式。*

### 吃生姜驱寒养胃

中医认为，生姜味辛、性温，入脾、胃、肺经，有解表散寒、温中止呕的功效。民间有用生姜末水煎治消化不良的偏方，生活中人们也普遍认为生姜可暖胃；但是，生姜是刺激性食物，过量食用会刺激胃酸分泌，引起胃部不适或加重胃病。

*正确做法：生姜虽有驱寒暖胃的功效，但不可盲目地吃生姜来养胃。胃寒的人可以适当吃点生姜。*

#### 养胃小贴士

我们都知道，胃不好的人要遵循"少食多餐"的饮食原则，以减轻胃的负担。但有的人为了养胃，除一日三顿正餐外，加餐过多，甚至一整天嘴巴都不停，时不时地吃点零食。其实这种习惯很不好，不仅容易吃进去更多的食物，造成肥胖，还使肠胃得不到足够休息，不利于胃的健康。

第二章

# 原来，这都是胃的求救信号

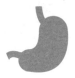

生活中，你是不是经常感到泛酸烧心、胃痛胃胀、恶心？
你是不是常有舌苔异常、口腔异味、食欲不振、打嗝嗳气等症
状？千万别不当回事，这有可能是胃在向我们发出求救信号。

# 舌苔异常：警惕胃出了毛病

舌苔是人体的一面镜子，很多疾病都可以通过舌苔表现出来。

**正常情况：** 人的舌头呈淡粉色，表面清爽，舌苔薄且均匀、白润，苔面上没有牙齿咬合的压印。

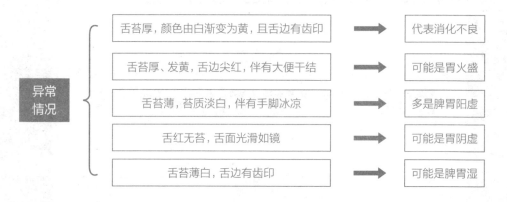

**异常情况**

| | |
|---|---|
| 舌苔厚，颜色由白渐变为黄，且舌边有齿印 | 代表消化不良 |
| 舌苔厚、发黄，舌边尖红，伴有大便干结 | 可能是胃火盛 |
| 舌苔薄，苔质淡白，伴有手脚冰凉 | 多是脾胃阳虚 |
| 舌红无苔，舌面光滑如镜 | 可能是胃阴虚 |
| 舌苔薄白，舌边有齿印 | 可能是脾胃湿 |

**养胃小贴士**

有的人舌苔会出现不规则"地图样"改变，有的地方有薄苔，有的地方光滑无苔；有的人舌面上则有许多"裂纹"，此类舌象者如没有任何不适，多属生理性改变，无须担心。

# 口唇变化：可能是脾胃有问题

根据中医理论，人的五官（口、眼、耳、鼻、舌）表现与人体的五脏（心、肝、脾、肺、肾）健康状况息息相关。其中，口是食物进入的门户，所以与脾胃相对应。《黄帝内经》指出"口唇者，脾之官也""脾之合肉也，其荣唇也"，这说明脾开窍于口，脾胃出了问题往往会表现在口唇上。

一般来说，脾胃健康的人，口唇通常红润、干湿适度、润泽有光。

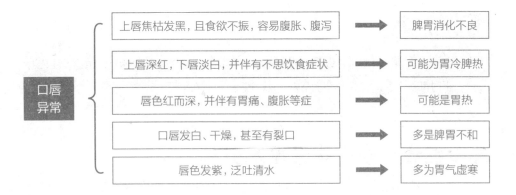

养胃小贴士

脾胃与鼻子也有关系，如果鼻腔干燥并伴有嗅觉失灵、鼻子出血等表现，多指向脾胃虚弱；鼻翼发红则多是胃热的表现。

# 口腔异味：多半是胃中有火

很多人嘴里有一股挥之不去的难闻气味。你也许认为这是口腔不洁造成的，或者是牙齿疾病导致的。的确，牙周炎、牙龈炎、口腔溃疡、龋齿等都很容易造成口腔异味；但不可忽视的是，口腔异味与脾胃疾病也有关系。

通常食物进入胃后，在胃中最多逗留两个小时，如果脾胃功能不好，食物不能好好消化，那么在胃中逗留的时间就会延长。食物反常发酵，就会有异味从口中排出。

因此，如果你口腔常有异味，在排除了口腔疾病后，就要考虑是不是胃病引起的了。

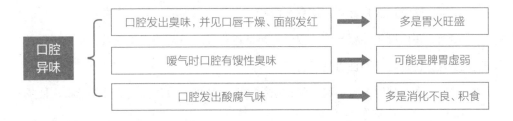

吸烟、饮酒、喝咖啡，以及经常吃葱、蒜、韭菜等辛辣刺激性食品，也易发生口臭。平时可用红枣、黑枣来消除异味，饭后咀嚼1～2粒即可。

# 恶心呕吐：多由脾胃虚寒引起

工作了一天，该休息一下好好享受一顿美食；可是，不知道怎么回事，吃饭后总觉得恶心、想吐。生活中你是不是也遇到了这样的情况呢？恶心呕吐虽不是什么大毛病，但不可忽视。如果饭后恶心呕吐经常发作，那么可能是脾胃出了毛病。

如果饭后稍感凉而呕吐，脘腹冷痛，并且四肢困重、面色白、神疲力乏、大便溏薄，那么多是脾胃虚寒；如果经常干呕或呕吐时作，饥不欲食，且口燥咽干、舌红少津，则可能是胃阴不足；如果呕吐泛酸，脘腹胀满，食后加重，吐后则轻，厌食肠鸣，则可能由多食伤胃所致。

很多胃病会引发恶心的感觉，比如急性胃肠炎、慢性胃炎、消化性溃疡病、胃下垂等。通常，不同的胃病还会伴随着其他的消化系统病症，我们可以根据具体症状来进行判断。

# 味觉异常：留心脾胃功能失调

味觉异常是指在未进食也无其他外界刺激的时候舌上所出现的异常味觉。正常情况下，人的口中并不会产生异常的味觉；如果出现了异常，那么很可能就是脾胃功能失调导致的。

口淡：感觉口淡且乏味，饮食无滋味，多是脾胃虚弱、运化失常所致。

口苦：多由肝胆热盛导致，但肠胃热证也是导致口苦的主要因素，常见于慢性胃炎患者，特别是萎缩性胃炎患者。

口甜：多由脾胃失常引起，消化系统功能紊乱可导致各种酶的分泌异常，使唾液中的淀粉酶含量增加而口甜。

口酸：胃酸过多可导致口酸，多见于胃炎或消化道溃疡患者。

口黏腻：口中黏腻不爽，常伴有舌苔厚腻，多由饮食积滞所致。

# 食欲不振：意味着脾胃出了问题

食欲不振俗称胃口不好，其原因有很多，除了气候炎热、睡眠不佳、情绪不好等非病理性原因，脾胃出现某些问题也是一个不可忽视的因素。

中医认为，食欲不振、吃饭不香属于脾胃病范畴。因为脾胃为后天之本，胃中元气盛，则能正常饮食；如果胃气受损，则讨厌闻到食物的气味，导致纳差。

一般来说，如果食欲不振、不思饮食，并伴有食后腹胀，或进食少许即欲吐，气短懒言等症状，多是由脾胃气虚引起的。

如果食欲不振、饮食无味、不知饥饿，进食稍多则脘腹胀满、欲吐，脘腹隐痛，则多是脾胃虚寒所致。

如果纳差厌食、饥不欲食，并伴有口渴喜饮、脘腹胀满、唇红干燥、大便干结、小便短少等症，则多是胃阴不足所致。

当然，脾胃疾病以外的一些疾患也会导致食欲不振。

# 泛酸烧心：胃部疾病的征兆

日常生活中，很多人饱餐后会出现泛酸烧心的症状，并且对此不加重视，觉得忍忍就没事了。其实，泛酸烧心很可能是胃部疾病的表现。

如果泛酸烧心常常是一次性的，很少反复发作，则多是进食过快、过多或进食特定食物如红薯、辣椒等引起的，不必太担心；但如果泛酸烧心常周期性发作，或者一旦天气变冷、饭菜稍凉、吃了不好消化的食物就出现，则多是脾胃出了问题。

中医认为，泛酸是脾胃虚弱或寒邪犯胃的表现。如果胃部受寒，或湿热入侵，伤及脾胃，就容易出现火灼样烧心症状。如果人的脾胃虚弱，禀赋不足，或过于劳倦损伤了脾胃，使脾胃功能失调，就有可能引起泛酸症状。

从现代医学来说，经常泛酸烧心，并伴有打嗝、恶心、腹胀等症状，那么可能是患了某种消化系统疾病，比如胃炎、胃溃疡或十二指肠溃疡等。

# 打嗝嗳气：胃气失和的表现

### 打嗝

打嗝又称呃逆，是指胃气上逆导致横膈痉挛，声自咽部冲出，发出一种短促、频繁的"呃呃"声的症状。一般情况下，偶尔打嗝属于正常现象，持续一段时间会自行消失。如果打嗝频繁，甚至天天打嗝，则可能是疾病的信号了。

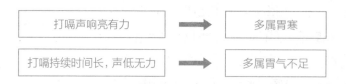

打嗝声响亮有力 ➡ 多属胃寒

打嗝持续时间长，声低无力 ➡ 多属胃气不足

### 嗳气

嗳气是指胃中气体出咽喉而发出的长而缓的声音，轻则说明胃气失和，重则和其他胃部疾病有关。饱食之后偶有嗳气，属于正常情况。

如果嗳气伴有酸腐臭味，嗳声闷浊，嗳气不连续发作，多由食滞停胃引起。

如果嗳气断续、低弱，伴有呕吐清水、不思饮食等症，多由脾胃虚弱引起。

如果嗳气频繁，声音比较洪亮，还伴有胸闷、胁肋隐痛、舌苔淡白症状，则多是肝气犯胃导致的。

# 大便出血：可能源于胃热胃虚

正常情况下，人的粪便为棕黄色或黄褐色，呈圆柱形，每天排便一次，如果两三天排便一次且没有不适症状，也属正常。如果大便的颜色、形状或次数异于平常，则为大便异常。其实，大便是否正常不仅与肠道密切相关，也与脾胃有关。若脾胃功能不良，食物在胃肠道消化吸收不佳，自然会影响最终的排泄。

正常的大便质硬而不燥，润而不清，臭而不秽，以色黄为正。

如果大便质软不成形，或是大便开头是硬的，后面排出的却很软，则多是脾胃虚弱，运化失健所致。

如果大便出血，并伴有唇干舌燥、牙龈红肿、口臭口苦等，多是胃热损伤肠道所致；如果先便后血，或便血混杂，同时血色暗紫，并伴有面色无光、身体乏力、胃脘隐痛等，则多是脾胃虚寒所致。

健康便便的标准

| 颜色 | 大便颜色会受进食食物的影响，一般为棕黄色或黄褐色 |
|---|---|
| 形状 | 圆柱形或金字塔形 |
| 硬度 | 软硬适中，含水量在60% ~ 75% |
| 频率 | 一般每天1次，最多不超过3次 |
| 密度 | 沉入水中，不会浮在表面 |
| 时间 | 一般5 ~ 10分钟排泄完毕，不需过分用力 |

# 睡眠不佳：胃不和则卧不安

很多人会遇到躺在床上睡不着、多梦、易惊醒的情况，多数人认为这与精神因素有关，其实这还与"胃不和"有重要关系。《黄帝内经》记载"胃不和则卧不安"，意思是说饮食不当、脾胃功能失调会影响睡眠，常会导致睡眠不佳，甚至失眠。因此，如果你经常睡不好，那就要警惕是不是胃出问题了。

| | | |
|---|---|---|
| 睡不沉，似醒似睡，或醒后难再睡着，并伴有手脚冰凉、食少便溏之症 | ➡ | 可能是胃寒 |
| 睡时多梦，易惊醒，并伴有口苦、打嗝、便秘等症状 | ➡ | 可能是胃气失和 |
| 入睡困难或者容易早醒，并伴有口臭、泛酸症状 | ➡ | 多是积食、消化不良 |

此外，睡觉时经常不自觉地流口水，多是脾胃虚弱的表现。《黄帝内经》指出"脾主涎"，"涎"即口水，一个人脾胃好，涎液才会传送正常；若脾气虚弱，涎液就会不受约束，溢出口唇。

第三章

# 吃对一日三餐，养胃并不难

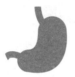

　　我们每天都需要吃饭，怎么吃，吃什么，直接关系着胃的健康。一日三餐都吃对，才能保证一天所需的营养和热量，也才能有饱腹感。很多人常常饥一顿饱一顿，或者两餐合成一餐吃，这样做很伤胃。那么，一日三餐如何吃才养胃呢？

# 饮食习惯关乎胃的健康

我们知道，很多疾病都与饮食有关，尤其是胃部疾病。暴饮暴食，不吃早餐，吃得太饱等，这些都是不良的饮食习惯，时间长了必然会损害胃健康。中医专家提醒，没有养不好的胃，只要平时养成良好的饮食习惯，就可以轻松保护胃健康。

## 均衡饮食

养好胃，平衡膳食是基础，因为没有任何一种食物的营养成分是齐全的。均衡饮食，保证饮食多样化，才能保证人体摄取到全面、充足的营养，维护各脏腑的正常功能。因此，日常饮食中，我们不要偏食，应遵循荤素搭配、粗细搭配的原则。

## 定时定量

正常状态下，人的胃容量约为500毫升，而饥饿状态下，胃容量会大大缩小，仅为50毫升左右。如果饮食不能定时定量，常使胃处于过于饥饿或饱胀状态，易造成胃功能紊乱，出现消化不良、胃痛等症状，严重的还可能导致胃炎或胃溃疡。因此，一日三餐要做到定时定量，到了进餐时间，不管肚子饿不饿，都应主动进食。

## 饮食有节

《黄帝内经》中说"饮食自倍，肠胃乃伤"，意思是说，吃得过多、太饱，超过了自身的消化能力，就会损伤肠胃。因此，我们饮食要有节制，不要暴饮暴食，否则大量食物进到胃内，使胃无法正常运作造成胃部食物堆积，不仅会增加胃的负担，导致胃功能紊乱，还会引起胃胀、胃痛、恶心等不适症状。

## 细嚼慢咽

历代中医专家都提倡吃饭要细嚼慢咽。《老老恒言》中说："食物有三化，一火化，烂煮也；一口化，细嚼也；一腹化，入胃自化也。"如果我们不好好"口化（咀嚼）"，就只能依赖于胃的"自化"了，这就会增加胃的负担。细嚼慢咽能使食物研磨得更碎，有利于食物与消化液充分接触，使食物更易于消化，从而减轻胃的负担，降低胃病的发生率。

### 专心吃饭

日常生活中，很多人喜欢边看电视边吃饭，或边看书边吃饭，殊不知，这种吃饭方式很容易损害胃健康，引发胃病。因为我们看电视或书时，大脑处于工作状态，这就需要大量的血液来支持脑部运转，而胃也需要血液来维持正常的消化和吸收功能，大量血液流向脑部，那么胃就会出现供血不足的现象，使食物难以被充分消化，从而引发消化不良等。因此，我们要养成专心吃饭的好习惯。

### 愉快进餐

科学研究发现，现代人胃病发生率增加与进餐时情绪不佳有很大关系。进餐时心情愉悦，能促进消化腺的分泌，增强消化功能。相反，如果进餐时心情不好，则会导致肠胃蠕动减慢、消化液分泌减少，从而影响消化功能，引发消化不良等。因此，进餐时要放下一切不开心的事，保持轻松愉快的好心情。

### 少吃夜宵

生活中不少人有吃夜宵的习惯，尤其是职场白领和学生，这样做不仅会导致肥胖，还容易伤胃。晚上是胃休息的时候，此时胃的蠕动速度会减慢，并且会对受损的胃黏膜进行自动修复。睡前吃夜宵，食物难以被消化，会在胃中停留很长时间，增加胃的负担，使胃得不到应有的休息，长期这样会损伤胃的正常功能。

### 饭后休息

吃完饭后，胃正处于充盈的状态，这时要保证胃部有充足的血液供应，以进行食物的消化。因此，饭后最好能休息一会儿，以保证胃的正常工作。为此，专家提醒，饭后不要立即进行散步、游泳等运动，也不要马上投入工作，更不要立即进食水果、大量喝水，否则将有损胃健康。

# 正确的进食顺序更养胃

我们每日的饮食离不开饭、菜、汤和水果，可是这些食物按照什么顺序吃才合理呢？专家提出，科学的进食顺序能够帮助养胃，错误的进食顺序则会影响食物营养成分的吸收，甚至引发胃病。

日常生活中，很多人先吃饭菜，然后喝汤，最后吃些甜点和水果，其实，这样的进餐顺序是不科学的。

水果的主要成分是果糖，果糖无须通过胃来消化，而是直接进入小肠被吸收。如果进餐时先吃饭菜再吃水果，那么消化慢的淀粉、蛋白质会阻塞消化快的水果，多种食物搅和在胃里，使人体正常的消化过程受阻；并且水果很容易发酵甚至腐败，使人出现胀气、便秘等症状，给肠胃带来不良影响。

有的人喜欢在饭前吃点水果，这也是不科学的。水果虽然不需要胃消化，不会增加胃的负担，但是大多富含鞣酸，会降低胃对蛋白质的吸收率。还有的人习惯在饭后马上喝一点汤或者白开水，这种做法也是不科学的。因为饭后胃内正需要大量的胃酸来消化食物，此刻饮用汤汁或白开水，会稀释胃酸，引起消化不良。

那么，正确的进餐顺序是什么呢？

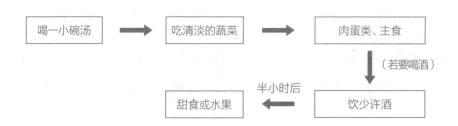

先喝汤，再吃蔬菜，然后吃肉、鱼、蛋等以蛋白质为主的食物，最后再吃米饭等主食。这样的进餐顺序更容易控制热量的摄入，并且蔬菜等富含膳食纤维的食物易使人产生饱腹感，易控制食量，减轻肠胃负担。

# 合理烹调有助于养胃

日常饮食中，我们不仅要认真选择适合的食物，还要合理烹调，这样不仅能最大限度地保留食物中的营养素，还有助于减轻肠胃负担，达到养胃、护胃的目的。

## 使用新鲜食材

养胃的第一个烹调步骤就是选择新鲜的食材，即选用时令食材，尽量不用冷藏或罐装食品。一般来说，土栽农产品胜过温室栽培的作物，有机食材又比一般土栽作物更安全。

## 简单、天然

要养胃，烹调方式应尽量简单、天然，应减少调味品的使用，控制盐和植物油的用量。

## 先洗再切

烹调中，很多人习惯把食物切好后再清洗，其实这是不科学的。因为很多营养素易溶于水，又易氧化，食物切好之后泡在水里，时间越长，营养成分损失得越多。食物应该先洗再切，且肠胃不好的人吃的食物宜切碎。

## 多用蒸、炖、煮等方法

尽量不用煎、炸、烧、烤、熏等食物加工方法，而宜选用蒸、煮、炖等方法。比如，海鲜适合用蒸的方式；肉类适宜用炖的方式；青菜氽烫比油炒更容易消化，即使煸炒蔬菜，也应该以少油、大火为原则。

## 养胃食材和烹调方式

| 食材种类 | 养胃食材 | 烹调方式 |
|---|---|---|
| 油脂类 | 植物油 | 以少量食用为宜 |
| | 鱼油 | |
| 全谷、根茎类 | 全谷米饭、面食 | 以蒸、煮、炒为宜，勿油炸 |
| | 土豆 | |
| 肉、蛋、鱼类 | 肉类 | 去掉肥油、皮，选择肉嫩而无筋的瘦肉快炒，或采用低盐方式酱卤 |
| | 蛋 | 清蒸或水煮 |
| | DHA、EPA含量丰富的深海鱼类，如鲑鱼、鲭鱼、鲣鱼 | 以少许油、盐煎熟即可 |
| | 其他新鲜海鱼 | 清蒸 |
| 豆类、乳制品 | 各种易消化的豆类 | 可和米饭同煮 |
| | 豆浆、豆干等豆类制品 | 勿添加味精及过多调料 |
| | 酸奶、乳酪 | 酸奶如果太冰，可置于室温下，稍微回温后再饮用 |
| | 牛奶 | 可温热后再食用，胃溃疡患者避免饮用 |
| 蔬菜类 | 膳食纤维含量适中或低的蔬菜 | 汆烫、少油快炒、做成沙拉皆宜（沙拉宜置于室温下，回温后再食用） |
| 水果类 | 水分多、膳食纤维含量及甜度皆适中的水果 | 胃部虚弱的人，可以削去果皮后再食用，或者将新鲜水果搭配蔬菜，榨汁饮用 |

——摘自《胃酸胃痛老胃病，这样吃就对了》萧千佑著

# 饭前喝点汤，保胃又健康

古语云："饭前先喝汤，胜过良药方。"专家指出，饭前喝几口汤，可为进食做准备，有利于胃健康。

首先，吃饭前先喝几口汤可以润滑消化道，使我们在吞咽食物时顺利下咽，以防干硬食物对消化道黏膜产生刺激。

其次，饭前喝汤还可使胃内食物充分贴近胃壁，能增强饱腹感，从而抑制摄食

中枢，降低人的食欲，以免吃得太多增加肠胃负担。医学研究发现，饭前喝点汤可以有效地减少食管炎、胃炎等疾病的发生，而且常喝汤的人消化道也经常处于健康状态。

可见，养成餐前适当喝汤的习惯对于胃健康是很有好处的。不过，饭前喝汤也是有讲究的。

### 喝汤要适量

饭前喝汤要适量，不可以大量、无节制地进食汤水，因为过多的汤水很容易冲淡胃液，稀释胃酸，从而降低胃的消化功能，使人食欲不振。

### 把握好时间

饭前喝汤也要把握好时间，一般以进餐前20分钟左右喝汤效果最佳。总之，进汤应以胃部舒适为度，并非要定时。

### 喝什么汤好

饭前应该喝点清淡的汤，以少油、少盐、少糖的汤为宜，比如，红豆汤、绿豆汤、蛋花汤、玉米羹等，最好不要喝高脂肪、高热量的汤，如老母鸡汤、肥鸭汤等。

### 三餐有区别

一般来说，早晨人体缺少水分，可适当多喝点汤，而午餐、晚餐时喝半碗就可以了，尤其是晚上，宜少饮，以免尿频影响睡眠。

---

**养胃小贴士**

饮食过程中要避免"汤泡饭"，因为汤和饭混在一起，食物没嚼烂就随汤一起咽下去了，舌头上的味觉神经没有受到充分刺激，胃分泌的消化液不多，吃进去的食物不能很好地被消化吸收。

# 不吃早餐，胃很受伤

早餐作为晨起后的第一餐，能补充人体前一晚消耗的热量，是很重要的一餐；然而，生活中很多人宁可在床上多躺一会儿，或者起床后花大把时间来化妆打扮，却没时间好好地吃顿早餐，甚至不吃早餐。殊不知，这样做很伤胃。

传统医学认为，胃经在辰时当令，辰时就是上午7点到9点。此时，阳气全部升起，天地之间的阳气占主导地位；人体也如此，处于阳盛阴衰之时。此时人应该适当地补充一些阴气，食物属阴，所以早餐必不可少。

如果不吃早餐，那么胃经"当班"的时候就被闲置，脾经也没什么事可做，久而久之就会导致脾胃气虚、四肢无力。

另外，如果不吃早餐，胃酸没有食物去中和，就会刺激胃黏膜，导致胃部不适，时间长了可能引起胃炎、胃溃疡。如果不吃早餐，就要等到中午再进餐，一上午饥肠辘辘的，午饭食量必然大增，这样会造成胃肠道负担过重，也会导致胃炎、消化不良等疾病。

可见，不吃早餐的确很伤胃。因此，不管怎么忙，我们都要按时吃早餐。

早餐时间

7:00 ~ 8:00最合适。

早餐吃什么

根据中国营养学会推荐的早餐最低标准，早餐应含有人体每天所需的维生素、蛋白质、氨基酸、碳水化合物等营养成分，简单地说就是要主食、蛋奶、蔬菜和水果合理搭配。

早餐吃多少

早餐所摄取的热量应占全天总热量的25% ~ 30%。

此外，专家提醒，早餐不仅要吃，还要吃好，否则也容易伤胃，影响身体健康。那么，早餐怎么吃才不伤胃呢？

### 避免早餐吃得太早

夜间睡眠时，身体大部分器官都得到了休息，但消化器官因为需要消化吸收晚餐食物，通常到凌晨才能真正进入休息状态。如果早餐吃得过早，就会影响胃肠的正常休息，长期如此会损害胃肠功能。

*TIP: 起床后不要急着吃早餐，洗漱完毕先活动20～30分钟再吃。*

### 早餐宜少不宜多

有的人吃饭要产生饱足感后才停止进食，殊不知，早餐吃得过多会增加肠胃的负担，使肠胃功能发生障碍，从而引发肠胃疾病。

*TIP: 早餐一般吃到七分饱就能满足上午工作和学习的需要了。*

### 早餐宜软不宜硬

通常情况下，清晨起床后人们往往没什么胃口，吃不下东西。因此，早餐不宜进食油腻、煎炸、干硬以及刺激性的食物，否则易导致消化不良。

*TIP: 早餐宜吃些容易消化的温热、柔软食物，如牛奶、豆浆、面条、馄饨、粥等。*

### 不要边走边吃

上班族早晨都很匆忙，经常在路边买份早餐一边走一边吃，这样会让胃很不舒服，影响它的正常功能。此外，边走边吃也不卫生，有可能病从口入。因此，我们应尽量不在路上吃早餐。

*TIP: 早餐最好自己做，在家里或其他固定场所食用。如果实在没时间，一定要到正规餐饮店购买。*

### 不要常吃油条

"吃油条喝豆浆"是很多人的早餐习惯，但是油条经油炸后营养素被破坏，对人体健康不利；并且油条属于高热量食品，早上进食不易消化，会加重肠胃负担。

*TIP: 每周吃油条最好不要超过2次，如果早晨食用了油条，那当天的饮食宜清淡。*

### 不要把剩饭当早餐

很多人为了省事，会在前一天晚上做好早餐，或者直接把前一晚的剩饭剩菜加热当早餐。殊不知，饭菜隔夜后会产生亚硝酸盐，食用后不利于人体健康。

*TIP：早餐要尽量吃新鲜的食物。从冰箱中取出的食物一定要热透，以免过凉损伤肠胃。*

# 长期快食午餐易患胃病

午餐在一日三餐中是最重要的，其所提供的热量和营养素都是最多的，占到40%。午餐还起着承上启下的作用，不仅要补充上午消耗的热量，还要为下午的工作、学习提供热量。因此，午餐不只要吃饱，更要吃好。

现在人们生活节奏过快，午餐时间紧张，很多人尤其是上班族，养成了快食午餐的习惯，这样会给胃带来巨大的伤害，时间长了容易引发胃病。正如《医说》中记载："食不欲急，急则伤脾，脾伤则胃气难聚，非养寿之道也。"这就是说，吃饭时一定要慢，快了容易伤脾胃。《养病庸言》中也说："不论粥饭点心，皆宜嚼得极细咽下。"因此，要想养好脾胃，吃饭时一定要细嚼慢咽。

食物进入胃后，需要经过储纳、研磨、消化，变成乳糜状后才到达肠道。如果吃饭过快而不充分咀嚼，大多数的食物就会在大颗粒状态下进入胃，无形中给胃增加负担，从而造成胃部肌肉疲劳、胃动力下降；并且，食物在胃中停留的时间较长，容易损伤胃黏膜，引发胃炎、胃溃疡。

现代医学研究发现，吃饭过快，身体消化酶的分泌速度赶不上食物的供应，那么，食物到达小肠时成为液态的比例就会非常低，大多数食物仍然是块状的固体；而这些固体食物最终只能被当成大便排出体外。虽然吃了很多的食物，可是身体吸收到的营养很少。

因此，吃午餐时一定要避免快食，而要细嚼慢咽。一般情况下，一口食物要保证咀嚼20次以上，把食物嚼烂再咽下去。

有快食午餐习惯的人，要想一下子改为细嚼慢咽有一定的难度，以下几个小方法也许可以帮到你。

### 留足时间

有充足的进餐时间，这是养成细嚼慢咽习惯的首要条件。因此，不管是午餐，还是早餐、晚餐，即使再忙，我们也要给自己留出至少30分钟的进餐时间。

### 边聊边吃

和家人或同事一起进餐，边吃边聊些轻松愉悦的话题，无形中就延长了吃饭的时间，减慢了吃饭的速度。

### 迷你餐勺

把用餐的勺子换成迷你餐勺，这样每次送入口中的饭菜会相应减少，也可以有效地控制吃饭的速度。

### 换手进食

平常习惯用右手吃饭的人，可以刻意换成左手来吃饭，因为不熟练而降低了进食的速度，这也是很有效的方法之一。

### 吃耐嚼食物

选择一些耐嚼或是纤维质丰富的食物，如西芹，利用这些本来就需要多次咀嚼的食物来培养细嚼慢咽的习惯。

### 养胃小贴士

有些人为了减肥瘦身，午餐常常只吃一些水果或蔬菜。这样的节食减肥方法也许有效，却不利于胃健康。胃长期得不到消化运动的锻炼，其功能就会退化，一旦饮食不当，很容易引起不适。另外，长期拿水果和蔬菜当正餐吃，很容易导致营养不均衡，还易患上贫血等疾病。

# 晚餐七分饱，能把胃来保

俗话说："早餐吃好，午餐吃饱，晚餐吃少。"这是有一定科学道理的，然而，由于晚上时间充足，很多人的晚餐准备得很丰盛，并且常常狂吃海饮。其实，这样吃晚餐存在很多隐患，会给健康带来诸多危害。

唐代医学家孙思邈在《备急千金要方》里劝导人们"暮无饱食""夜勿过醉"。人们在晚上活动量通常较少，热量消耗较少，如果晚餐吃得太饱，会使消化系统处于紧张的工作状态，那么胃就会因超负荷利用而无法休息。有可能引起胃炎等。滞留在肠道内的蛋白质经厌氧菌作用，产生有害物质，也可能引发肠道疾病。

此外，"胃不和则卧不安"。晚餐吃得过饱，必然会造成肠胃负担加重，其紧张工作的信息不断传向大脑，会使人失眠、多梦，久而久之，易引起神经衰弱等疾病。

因此，晚餐一定要有所节制，切不可吃得太饱，一般以七分饱为宜。

专家指出，要想养好胃，晚餐还要避免以下几点。

## 吃得太晚

晚餐吃得太晚，胃因空虚而发生饥饿收缩和分泌大量胃酸，可能引起胃炎、胃及十二指肠溃疡。晚餐吃得太晚，食后不久即睡，来不及消化的食物积滞于胃肠，易引发腹胀、消化不良等症。

*TIP：晚餐最好安排在睡前4小时，即晚上6点左右，最晚不要超过晚上8点。*

## 太过丰盛

如果晚餐太丰盛，食用过多高蛋白、高脂肪的食物，会增加肠胃负担，影响消化，还易使血脂沉积在血管壁上，为健康埋下隐患。因此，晚餐要避免摄入过多的蛋白质、脂肪类食物。

*TIP: 晚餐要偏素、清淡、易消化，宜吃些面条、粥、素馅包子、凉拌小菜等，尽量多吃水煮、清炖、清蒸类食物。*

## 生冷黏硬

生冷的食物会刺激胃，容易引发胃病；黏腻、干硬的食物则不容易消化，会给肠胃增加负担，还会影响睡眠。夏季时人们的食欲降低，不喜欢食用热食，这时最好选择温和、易于消化的食品。

*TIP: 晚餐不宜吃西瓜、凉菜等生冷食物和汤圆、年糕等不易消化的食物，也不宜吃油炸的干硬食物。*

## 喜食甜品

很多人喜欢在晚餐后吃点甜品，但营养学家指出，过于甜腻的食物容易增加肠胃负担。另外，晚上活动量较少，糖分不容易在体内分解，会转化为脂肪，易导致肥胖，长此以往还可能诱发心血管疾病。

*TIP: 晚餐后最好不要再吃任何食物，尤其是睡前。*

### 养胃小贴士

人体有一定的生物节律，到了晚餐时间，饥饿感会促使胃分泌出胃酸和消化酶，不吃食物胃酸就会刺激胃黏膜，时间长了，胃炎、胃溃疡等各种胃病便会出现。因此，不吃晚餐是不可取的。

# 有些食物空腹吃易伤胃

### 01 大蒜

空腹吃蒜，对胃黏膜、肠壁会造成刺激，容易引起胃痉挛、胃绞痛。

### 02 番茄

番茄含有的成分容易与胃酸产生化学反应，凝结成不易溶解的块状物。

### 03 菠萝

空腹吃菠萝会伤胃，并且饭后吃其营养成分才能更好地被吸收。

### 04 柿子

空腹时，胃中含有大量胃酸，会与柿子中的物质发生反应，凝结成硬块，形成胃结石。

### 05 橘子

橘子中含有大量糖分和有机酸，空腹吃会刺激胃黏膜，导致胃酸增加，容易引起胃胀、泛酸等不适。

### 06 黑枣

黑枣的某些成分与胃酸结合，会在胃内结成硬块，形成胃结石。

### 07 山楂

山楂含有大量的有机酸，空腹食用会使胃酸猛增，对胃黏膜产生不良刺激，导致胃胀满、吐酸水；且空腹食用会增加饥饿感，加重胃病。

### 08 红薯

如果空腹食用红薯，容易刺激胃壁分泌更多的胃酸，导致胃部不适，或加重胃病。

# 日常养胃优质食材大盘点

## 小米 最能健脾养胃的滋补米

小米，我国古时称禾，亦称粟米，是谷子去壳后的产物，因其粒小，故名小米。小米含有的蛋白质量远超大米，特别是小米中的胡萝卜素含量甚高，居所有谷类作物之首。

### 养胃功效

中医认为，小米性凉，味甘、咸，入肾、脾、胃经，有健脾和胃、滋补五脏、补益虚损、和中益肾的功效，对脾胃虚热、消渴、反胃呕吐、泄泻等症有很好的功效。《本草纲目》中提到小米具有"治反胃热痢……益丹田，补虚损，开肠胃"的功效。

此外，小米不含麸质，因此食用时不会刺激胃肠道内壁；小米中含有比较温和的纤维质，很容易被消化吸收。小米非常适合脾胃虚弱的人食用。

### 养胃吃法

1. 小米用来煮粥，其营养物质易于被人体消化吸收，可减轻胃肠负担。食用上层的米油对食积腹泻、小儿消化不良等症有很好的疗效。

2. 小米粥不要煮得太稀，稍浓一些营养更佳，养胃效果更好。

3. 淘洗小米时忌用手搓，以免营养物质流失。

4. 小米可加工磨制成米粉，用来制作糕点等同样美味、营养。

### 养胃食谱推荐

**小米黄豆粥**

原料：小米100克，黄豆50克，白芝麻5克，白糖10克。

做法：

1. 将小米、黄豆、白芝麻分别洗净磨碎，黄豆过筛去渣。

2. 锅中加适量清水，煮沸后放入黄豆末。

3. 再次煮沸后放入小米末，用小火慢慢熬煮，见米烂豆熟后撒入白芝麻末，搅拌均匀，加白糖调味即可。

**小米面发糕**

原料：小米粉300克，黄豆面100克，酵母粉适量。

做法：

1. 用35℃的温水将酵母粉化开；小米粉和黄豆面放入盆中，加酵母水、温水和成较软面团，发酵20分钟。

2. 笼屉内铺好屉布，将面团放在屉布上，用手抹平，用旺火沸水蒸约30分钟，蒸至熟透。

3. 将蒸熟的发糕扣在案板上，放凉，切成小块即可。

# 山药 有效改善脾胃功能

山药营养价值很高，自古以来就被视为补虚佳品，既可当主食，又可当菜，还可入药。对于身体虚弱的人来说，吃山药会增强体质。你知道吗？山药还具有养胃健脾的功效！

## 养胃功效

山药性平，味甘，有补脾养胃、健脾止泻、益肾固精的功效。明代李时珍曾指出，山药"益肾气，健脾胃"。《景岳全书》亦记载："山药，能健脾补虚，滋精固肾，治诸虚百损，疗五劳七伤。"

现代研究发现，山药中含有能分解淀粉的糖化淀粉酶，它能促进食物消化，改善脾胃的消化吸收功能，有效缓解胃胀。山药中含有一种黏性蛋白，这种物质进入胃部能滋润胃黏膜，防止其受损。

## 养胃吃法

1. 山药蒸着吃，原汁原味，营养价值能很好地保存下来，养胃的有效成分也不易被破坏。

2. 山药的黏液中也有营养成分，因此，煮山药时千万不要将汤汁弃去。

3.有些人爱用山药涮火锅，若再配上麻辣小料容易上火，最好少吃。

## 养胃食谱推荐

### 花生山药粥

原料：山药150克，大米50克，花生适量。

做法：

1.花生洗净，去皮；山药去皮，洗净，切块；大米洗净，浸泡30分钟。

2.锅置火上，放花生、大米和适量水，大火烧沸后改小火。

3.待粥煮至软烂，倒入山药块，继续煮10分钟即可。

### 胡萝卜山药粥

原料：胡萝卜、山药各60克，大米150克，盐适量。

做法：

1.大米淘洗干净；山药去皮，洗净，切成块；胡萝卜洗净，切成丁。

2.锅中加适量清水，放入大米，煮至米粒绽开。

3.放入山药块、胡萝卜丁，改小火煮至粥稠，加少许盐调味即可。

### 山药糯米豆浆

原料：黄豆50克，山药50克，糯米15克，白糖适量。

做法：

1.黄豆用清水浸泡10小时，洗干净；糯米淘洗干净，用清水浸泡2小时；山药去皮，洗净，切小丁。

2.将上述材料一同倒入豆浆机中，加水至上、下水位线之间，按下"豆浆"键，煮至豆浆机提示豆浆做好。

3.将豆浆倒入杯中，根据个人口味加适量白糖调味即可。

### 蜜汁山药

原料：山药300克，蜂蜜30克，蓝莓果酱适量。

做法：

1.山药去皮洗净，切成长条，装盘备用。

2. 蒸锅中加适量清水，放入山药盘，大火隔水蒸15分钟，至山药熟透。

3. 取出山药稍晾，淋上蜂蜜，点缀上蓝莓果酱即可。

### 山药莲子羹

原料：山药150克，银耳100克，莲子50克，枸杞子10克，冰糖适量。

做法：

1. 山药洗净，去皮切丁；银耳泡发，撕成小朵；莲子泡软，去掉莲心。

2. 锅内加适量清水，放入山药、银耳、莲子、枸杞子，大火烧开后转小火煮沸半小时。

3. 加入冰糖，再煮片刻，待冰糖化开即可。

### 山药排骨汤

原料：猪排骨250克，山药块150克，枸杞子10克，葱段、姜片、料酒、味精、盐各适量。

做法：

1. 山药块放入沸水锅中氽烫片刻；猪排骨洗净，剁成块，放入沸水锅氽烫后洗净。

2. 砂锅中加入清水、猪排骨块、葱段、姜片、料酒，煮沸后撇去浮沫，加盖煮至猪排骨熟烂。

3. 放入山药块，加入盐、味精煮至山药入味，加入枸杞子即可。

# 红薯 补中、暖胃、消食

红薯又叫地瓜、甘薯，是一种常见的根茎类食物，其碳水化合物与蛋白质含量丰富，有"长寿食品"的美誉。中医视红薯为良药，因为其具有很好的暖胃、养胃功效。

## 养胃功效

中医认为，红薯有健脾暖胃、润肠通便、消食化积、益气补虚的功效。《本草纲目》记载，红薯有"补虚乏，益气力，健脾胃，强肾阴"的功效。《本草纲目拾遗》也记载其"补中，暖胃，肥五脏"。红薯有暖胃之功，天冷胃寒的时候，吃一块红薯，会令人感到温暖、舒心。

现代医学认为，红薯富含的膳食纤维可以消食化积，增加食欲，还能清肠排毒，促进肠胃健康。

## 养胃吃法

1.红薯可以用来煮粥、蒸、烤着吃等。平时吃点红薯粥、蒸红薯，是不错的养胃选择。

2.红薯不宜空腹吃，空腹吃容易泛酸、烧心，也不可过量吃，否则不利于养胃。

3.红薯趁热吃肠胃才会舒服。

4.最好不要吃路边摊上的烤红薯，因为卫生得不到保证。

## 养胃食谱推荐

### 红薯芝麻糊

原料：红薯150克，芝麻30克，白糖适量。

做法：

1.红薯清洗干净，去皮，放入沸水中煮软。

2.将煮软的红薯放入碗中，捣成泥状，加入少许水调稀。

3.加入准备好的芝麻，放少许白糖调味，搅拌均匀即可。

### 姜汁红薯条

原料：红薯300克，胡萝卜50克，生姜、葱花、香油、鸡精、白糖、盐各适量。

做法：

1.红薯去皮洗净，切成粗条；胡萝卜去皮洗净，切条。

2.生姜去皮，切末，捣出姜汁，加香油、鸡精、白糖、盐调成调味汁。

3.锅中加适量水煮沸，放入红薯条、胡萝卜条煮熟，捞出沥水，分层码入盘中。

4.将调味汁淋到红薯条、胡萝卜条上，再撒上葱花即可。

# 土豆 补胃气的"地下水果"

土豆又叫马铃薯、洋山芋，有"地下水果"之称。以前它是不起眼的食物，如今可是备受营养学家青睐的蔬菜明星！常吃土豆，可以帮助我们养脾胃、抗衰老、美容等。

## 养胃功效

土豆补益胃气的功效很突出。中医认为，土豆性平，味甘，有健脾和胃、通利大便、益气调中的功效，对于胃溃疡、胃癌、习惯性便秘有良好的防治功效，并且有解毒、消炎的作用。

现代医学认为，土豆中含有大量的淀粉、蛋白质、B族维生素、维生素C等，这些营养素可以促进脾胃的消化功能，防治胃病。

## 养胃吃法

1. 土豆煮着吃很养胃，也可以将煮好的土豆做成土豆泥食用。

2. 不宜用土豆做凉拌菜，因为生吃的话土豆所含的淀粉不会被破坏，人体无法消化吸收。

3. 消化功能不好的人，可以将土豆泥和面粉混合在一起做成软软的土豆饼吃。

## 养胃食谱推荐

### 土豆苹果粥

原料：大米100克，土豆50克，苹果1个，冰糖适量。

做法：

1. 土豆、苹果分别去皮，切丁；大米洗净，浸泡2小时。

2. 锅置火上，放入大米和适量清水，大火烧沸后转小火煮30分钟，至大米软烂。

3. 加入土豆丁和苹果丁，继续熬煮，开锅后加入冰糖，再煮5分钟即可。

### 土豆炖牛肉

原料：牛肉、土豆各200克，葱段、料酒、植物油、盐各适量。

做法：

1. 牛肉洗净，切块；土豆洗净，去皮，切成滚刀块。

2. 油锅烧热，放入葱段、牛肉块炒香，加适量水，大火烧熟，撇去浮沫。

3. 改用小火焖至快烂，加土豆块、料酒、盐，继续焖至牛肉软烂即可。

# 南瓜 有效保护胃黏膜

南瓜又名倭瓜、番瓜、饭瓜，既可当蔬菜，又可充当杂粮。黄澄澄、软糯糯的南瓜，不仅看着赏心悦目，而且是养胃佳品，对女性来说还有排毒养颜的功效。

## 养胃功效

中医认为，南瓜有补中益气、消炎止痛、解毒杀虫的功效，对脾胃虚弱所致的少食、腹胀有很好的食疗效果。现代医学认为，南瓜中含有的果胶成分，不仅可吸附细菌和有毒物质，起到排毒作用；还能保护胃肠道黏膜，使其免受粗糙食品刺激，促进溃疡面的愈合。南瓜所含成分能促进胆汁分泌，加强肠胃蠕动，帮助食物消化，因此，南瓜是健胃消食佳品。

## 养胃吃法

1. 早餐煮粥时放几块南瓜做成南瓜粥，是不错的养胃之法。蒸南瓜、南瓜汤也都有助于滋养肠胃。

2. 南瓜易产气，平时易胃脘胀满的人最好不要多吃。

3. 南瓜皮不好消化，消化不良的人食用南瓜时最好去皮。脾胃好的人则最好带皮食用。

## 养胃食谱推荐

### 南瓜馒头

原料：南瓜200克，面粉400克，酵母粉适量。

做法：

1. 南瓜去皮，洗净，切成块，入蒸锅中蒸熟，取出捣成泥。

2.面粉中加适量酵母粉、清水、南瓜泥，反复揉成面团，盖上湿布，放在温暖处饧发。

3.将饧发好的面团揉透，制成馒头剂子，入蒸锅中蒸熟即可。

### 红枣蒸南瓜

原料：南瓜200克，红枣20克，白糖适量。

做法：

1.南瓜削去外皮，去瓤，切成长短均匀的长条；红枣洗净，泡发。

2.南瓜条放入盘中，加入白糖拌匀，摆上红枣。

3.蒸锅加适量水，放入南瓜盘，隔水大火蒸20分钟，至南瓜熟烂即可。

# 香菇 增进食欲，防胃病

香菇四季可食，历来有"百菇之王"的称号，是一种高蛋白、低脂肪的高级营养蔬菜。常吃香菇可以缓解食欲不振，有利于强身健体、减肥瘦身等。

## 养胃功效

香菇性平，味甘，有健脾和胃、理气化痰、益气血、益智安神、抗肿瘤的功效，适用于胃炎、食欲减退、大便秘结等症。《本经逢原》记载，香菇"大益胃气"。香菇散发出的特殊香气可以促进食欲。香菇还富含膳食纤维，能刺激肠道蠕动，帮助排便。香菇含有的硒等抗癌物质，能有效清除体内自由基，增强人体免疫力，预防胃炎、胃溃疡、胃癌等消化系统疾病。

## 养胃吃法

1.香菇既可以熬炖、炒着吃，也可以用来做粥，这都是不错的养胃吃法。

2.泡发香菇的水不宜倒掉，因为其中含有很多水溶性营养成分。

3.脾胃虚寒、气滞者不宜食用香菇。

## 养胃食谱推荐

### 香菇鸡肉粥

原料：鸡脯肉100克，鲜香菇3个，大米100克，葱、姜、淀粉、鸡精、胡椒粉、盐各适量。

做法：

1. 大米淘洗干净，用清水浸泡1小时；鲜香菇洗净，切丝；葱、姜洗净，切成末。

2. 鸡脯肉切丝，用少许盐、淀粉拌匀，腌制5分钟。

3. 锅中加适量水，放入大米和葱末、姜末，大火煮开后转小火继续煮半小时，加入香菇丝和鸡丝再煮5分钟，用鸡精、胡椒粉和盐调味即可。

### 香菇拌豆腐丝

原料：鲜香菇、豆腐丝各100克，香菜末、香油、盐各适量。

做法：

1. 豆腐丝放入沸水中焯透，捞出，放凉。

2. 鲜香菇洗净，去蒂，切细丝，入沸水中焯软，捞出沥水。

3. 将豆腐丝和香菇丝放入盆中，加入盐、香油拌匀，最后撒上香菜末即可。

### 香菇炖鸡

原料：鸡肉300克，香菇80克，枸杞子10克，葱段、姜片、料酒、盐各适量。

做法：

1. 鸡肉洗净，剁成块，入沸水焯一下；香菇用清水浸泡30分钟，洗净；枸杞子洗净。

2. 砂锅中加适量清水，放入鸡肉块、香菇、枸杞子、葱段、姜片、料酒，大火煮沸，改小火慢炖。

3. 待鸡肉块熟烂，加少许盐调味即可。

### 香菇焖豆腐

原料：豆腐300克，猪瘦肉50克，干香菇8个，葱段、姜片、蒜、高汤、老抽、白糖、植物油、盐各适量。

做法：

1. 豆腐切长片，煎成金黄色；干香菇去蒂，泡发，切十字分4块；猪瘦肉切细丝。

2. 锅内加油，烧热后放入肉丝炒散，放入姜、葱、蒜炒出香味。

3. 加入豆腐片，翻炒，依次放入香菇块、盐、白糖、老抽和一碗高汤，小火焖至汁浓出锅。

### 干焖香菇

原料：鲜香菇150克，姜片、葱段、水淀粉、老抽、料酒、植物油、鸡精、盐各适量。

做法：

1. 将香菇洗净，对半切开，入沸水焯约1分钟至熟，捞出。

2. 锅置火上加油烧热，放入姜片、葱段爆香，倒入香菇片，淋入料酒，炒匀。

3. 加入鸡精、老抽、盐和少许清水，煮约1分钟至入味，加水淀粉勾芡，炒匀即可。

### 香菇茭白汤

原料：水发香菇100克，茭白200克，高汤、葱、姜片、鸡精、料酒、植物油、盐各适量。

做法：

1. 将香菇洗净，去蒂，撕成小块；茭白洗净，横切成片；葱洗净，切段。

2. 锅内加油烧热，下姜片、茭白片翻炒片刻。

3. 加入高汤，大火煮沸后放入香菇块和适量料酒、葱段、盐，再煮片刻即成。

## 猴头菇 鲜美的养胃山珍

猴头菇是一种珍贵的滋补食材，与鱼翅、熊掌、燕窝一起被誉为"四大名菜"。猴头菇肉质鲜嫩，香醇可口，营养丰富，自古以来就被推崇为"养胃山珍"。

### 养胃功效

中医认为，猴头菇性平味甘，有行气消食、健脾开胃、安神益智的功效，对因脾胃虚弱、气血不足所致的食少体倦、食积不消、腹胀、腹痛、失眠多梦等症有很好的疗效。

现代医学研究发现，猴头菇中的氨基酸、多糖、多肽等成分对胃黏膜上皮的修复和再生起重要作用，可用于辅助治疗胃炎、胃溃疡等胃部疾病。猴头菇对胃癌、食管癌等也有预防作用。

## 养胃吃法

1. 将猴头菇做成各种汤品食用，是猴头菇发挥养胃功效的最理想的食用方法；搭配茯苓、黄芪、银耳等煮汤，养胃效果佳。

2. 猴头菇只有蒸煮得软烂，其营养成分才能完全析出，也才有助于消化吸收。

3. 猴头菇略有苦味，烹调前用淡盐水浸泡1小时能减淡这种苦味。

## 养胃食谱推荐

### 猴头菇炖排骨

原料：鲜猴头菇200克，猪排骨250克，香菇3朵，葱花、姜片、盐各适量。

做法：

1. 将鲜猴头菇浸泡洗净，入沸水焯烫，去除苦味；香菇泡发后切片；猪排骨洗净，切小块。

2. 将鲜猴头菇、香菇、猪排骨和姜片一起放入锅中，加适量水，大火煮45分钟，至菇烂肉熟。

3. 加少许盐调味，撒上葱花即可。

### 猴头菇煲鸡汤

原料：猴头菇30克，玉米块120克，鸡肉块300克，姜片、料酒、鸡精、盐各适量。

做法：

1. 将猴头菇洗净后切小块；鸡肉块洗净入沸水，汆去血水，捞出。

2. 砂锅加水烧开，放入玉米块、猴头菇块、鸡肉块、姜片、料酒，大火烧开后转小火煮30分钟，至食材熟透。

3. 放少许鸡精、盐调味，盛出即可食用。

# 卷心菜 天然的"养胃菜"

卷心菜是家常蔬菜之一，其营养和药用价值很高。卷心菜是世界卫生组织推荐的最佳蔬菜之一，被誉为天然"养胃菜"。

## 养胃功效

中医认为，卷心菜性平，味甘，入脾、胃经，有健脾养胃、行气止痛的作用，可辅助治疗胃脘疼痛、睡眠不佳、多梦易睡、耳目不聪等病症。

现代医学研究发现，卷心菜所含的B族维生素、维生素K及维生素U不仅能抵抗胃部溃疡，保护并修复胃黏膜组织；而且可以保持胃部细胞活跃旺盛，降低病变的概率。此外，卷心菜还含有大量纤维素，有宽肠通便的作用，也可增强胃肠消化功能。

## 养胃吃法

1. 卷心菜生食食疗效果很好，平时可以将卷心菜凉拌、做成沙拉或榨汁。

2. 生食宜选用卷心菜的内心部分，既鲜嫩，水分也充足。

3. 烹饪卷心菜时间不宜太长，以免营养成分遭到破坏。

## 养胃食谱推荐

### 木耳卷心菜

原料：水发木耳25克，卷心菜250克，葱、盐、花椒粉、植物油各适量。

做法：

1. 水发木耳洗干净，撕成小朵；卷心菜洗干净，撕片。

2. 葱清洗干净，切成葱花。

3. 锅置火上，倒入适量植物油，待油烧至七成热，放入葱花、花椒粉炒出香味，倒入木耳和卷心菜片翻炒5分钟，加入盐调味即可。

### 卷心菜柠檬汁

原料：卷心菜200克，柠檬1/2个，蜂蜜适量。

做法：

1. 柠檬洗净，去皮，切小块；卷心菜洗净，撕成小片。

2. 将柠檬、卷心菜倒入榨汁机中，加适量凉开水，搅拌成蔬果汁。

3. 倒入杯中，加适量蜂蜜，搅匀即可。

# 菠菜 消食养胃，防便秘

菠菜是一种比较常见的食材，其营养丰富，富含多种矿物质及维生素，有"营养模范生"之称。

## 养胃功效

中医认为，菠菜性凉，味甘，具有润燥养肝、益肠胃、通便的功效，宜用于治疗饮食积滞。《食疗本草》中称其"利五脏，通肠胃，解酒毒"。现代医学认为，多吃菠菜可促进胃酸分泌，从而达到帮助消化的目的。此外，菠菜还含有丰富的纤维素，它能帮助肠道蠕动，提升肠胃动力。

## 养胃吃法

1. 菠菜可以炒、凉拌、做汤吃，每次用100～250克即可。菠菜性凉，吃多了会刺激肠胃。

2. 凉拌菠菜时，可以搭配一些芝麻、腰果等坚果，不仅能增加香味，营养也会更加丰富。

3. 菠菜应避免与豆腐、紫菜等高钙食物同吃，因为其含有大量草酸，草酸与钙质结合容易形成结石，还会影响钙的吸收。

## 养胃食谱推荐

### 菠菜鸡丁粥

原料：菠菜80克，鸡肉50克，大米100克，盐适量。

做法：

1. 大米洗净，浸泡30分钟；菠菜洗净，沸水中焯熟，切成段；鸡肉洗净，切成碎丁。

2. 锅置火上，放入大米和适量水，大火煮沸后改小火熬煮。

3. 待粥煮至黏稠时，放入鸡肉丁煮熟，入菠菜段，加盐调味即可。

### 菠菜山药汤

原料：菠菜300克，山药、猪瘦肉各80克，植物油、姜片、葱花、盐各适量。

做法：

1. 山药洗净，去皮，切片；菠菜洗净，焯水，切段；猪瘦肉洗净，切片。

2. 油锅烧热，下姜片、葱花炝锅，放入猪瘦肉片炒至变色，加水适量，大火烧沸。

3. 放入山药片，继续煮约20分钟，放入菠菜段煮熟，加盐调味即可。

# 番茄 补充胃酸，助消化

番茄营养丰富，风味独特，可生吃，可炒菜，可榨汁，可做番茄酱，人称"蔬菜中的水果"。番茄作为餐桌上的常客，不仅营养美味，还有健体抗癌、助消化的作用。

## 养胃功效

中医认为，番茄具有生津止渴、健胃消食、清热解毒的功效，是健脾和胃的佳品，可用于治疗热病伤津口渴、胃热口苦、食欲不振、暑热内盛等病症。

现代研究表明，番茄中含有的苹果酸和柠檬酸能促进胃酸分泌，帮助消化，调节肠胃功能。如果胃酸分泌过少、食欲不振，饭后可吃番茄或饮番茄汁。

## 养胃吃法

1. 生食番茄可以摄取维生素，不过不宜空腹大量吃，因为容易导致胃酸过多，引起烧心。

2. 番茄也可以做成汤，其与鸡蛋是黄金搭档。

## 养胃食谱推荐

### 番茄豆腐羹

原料：番茄200克，豆腐200克，清汤、植物油、水淀粉、白糖、味精、盐各适量。

做法：

1. 豆腐切片，入沸水锅中稍焯，沥水。

2. 番茄洗净，用沸水略烫后去皮，剁成末下油锅煸炒，加盐、白糖、味精调味，炒匀成番茄酱汁。

3. 油锅烧热，下清汤，放入豆腐、盐、白糖、味精，烧煮至入味，用水淀粉勾芡，下番茄酱汁搅匀即可。

**番茄胡萝卜汁**

原料：番茄2个，胡萝卜半个，蜂蜜适量。

做法：

1. 番茄洗净，用沸水略烫后去皮，切成块；胡萝卜洗净，切成丁。

2. 将切好的番茄块、胡萝卜丁一起放入榨汁机，加适量凉开水，启动榨汁机。

3. 蔬果汁榨好后，倒入杯中，加少许蜂蜜调味即可。

# 胡萝卜 健胃的"小人参"

胡萝卜是一种色泽鲜亮、味道甜美的常见蔬菜。它以营养丰富、味美可口的特点深受大众喜爱，享有"小人参"的美誉。除食用价值之外，胡萝卜还有着一定的药补疗效。

## 养胃功效

中医认为，胡萝卜性平味甘，有下气补中、利肠胃的功效，对于消化不良、饱闷气胀、咳嗽等有较好的疗效。现代医学认为，胡萝卜中的胡萝卜素能增强胃壁细胞活力，维持胃黏膜层的完整，有增强胃部抵抗力，预防胃炎、胃溃疡等症的作用。

## 养胃吃法

1. 胡萝卜最好与肉同炖食用，这样胡萝卜素就可以充分溶解并被人体吸收了。

2. 胡萝卜宜熟食，尤其是胃病患者，最好选择胡萝卜汤或胡萝卜粥，忌生食。

3.如果胡萝卜凉拌,最好加入少许香油,且食用时充分咀嚼,这样有助于胡萝卜素的吸收。

## 养胃食谱推荐

### 粉蒸胡萝卜丝

原料:胡萝卜300克,淀粉、蒜、葱、香油、盐各适量。

做法:

1.胡萝卜洗净,切成细丝;葱洗干净,切成葱花;蒜去皮,捣成泥。

2.胡萝卜丝拌上淀粉,放入蒸锅,隔水大火蒸5分钟,取出冷却后抖散。

3.将蒸好的胡萝卜丝加蒜泥、盐、香油拌匀装盘,再撒上葱花即可。

### 胡萝卜炖鸡块

原料:鸡肉块350克,胡萝卜120克,玉米块150克,姜片、料酒、盐各适量。

做法:

1.胡萝卜洗净,切成小块;玉米块洗净;鸡肉块入沸水,余去血水,捞出。

2.砂锅中注入适量清水烧开,倒入鸡肉块,放入胡萝卜块、玉米块,撒入姜片,淋入料酒,拌匀。

3.盖上盖子,大火烧开后小火煮约1小时,至食材熟透,加盐调味即可。

# 白萝卜 促消化,调肠胃

白萝卜,又名"莱菔",古人形容它"熟食甘似芋,生吃脆如梨"。白萝卜虽不起眼,其实全身都是宝,其种子、茎叶、鲜根、枯根皆可入药,是消食化积、调理肠胃、下气宽中、清热降火的食疗佳品。

## 养胃功效

白萝卜性凉,味辛甘,入肺、胃经,主治食积、腹胀、纳差、咳嗽痰喘等症。现代医学认为,白萝卜中的芥子油和膳食纤维能促进胃肠蠕动,增加食欲,帮助消化;白萝卜中的淀粉酶能分解食物中的淀粉、脂肪。此外,白萝卜中含有的莱菔子素抗菌力强,能消灭胃肠道中的有害成分,有保护肠胃的功效。

## 养胃吃法

1. 白萝卜既可以生食，也可以熟食，熟食顺气、消积食腹胀的效果更佳。

2. 白萝卜顶部3～5厘米处维生素C含量最多，适宜切丝、条，快速烹调不但口感脆嫩，而且能帮助肠胃蠕动，促进消化。

3. 白萝卜为寒凉蔬菜，阴盛偏寒体质者、脾胃虚寒者不宜多食。

## 养胃食谱推荐

### 羊肉萝卜粥

原料：羊肉200克，白萝卜100克，陈皮5克，大米150克，葱、姜、黄酒、五香粉、盐各适量。

做法：

1. 大米洗净，清水浸泡半小时；白萝卜洗净，切成丁；陈皮洗净，切成末；葱、姜洗净，切末。

2. 羊肉洗净，切成薄片，放入锅中，加适量水、黄酒、五香粉、葱姜末、陈皮末，煮至羊肉熟烂。

3. 加入大米和白萝卜丁，一同煮成稀粥，加入少许盐调味即可。

### 蜜蒸白萝卜

原料：白萝卜350克，枸杞子、蜂蜜各适量。

做法：

1. 白萝卜去皮，洗净，切成片。

2. 取一个干净的蒸盘，放上白萝卜片，摆好，再撒上枸杞子。

3. 蒸锅加适量水烧开，放入装有白萝卜片的蒸盘，盖上盖子隔水用大火蒸约5分钟，至白萝卜片熟透。

4. 取出蒸好的白萝卜片，趁热浇上蜂蜜即可。

### 花生仁拌萝卜

原料：白萝卜200克，花生仁50克，黄豆30克，植物油、香油、盐各适量。

做法：

1. 白萝卜去皮洗净，切丁，放入干净的大碗内，用盐腌制备用；花生仁、黄豆洗净。

2. 炒锅置火上，加油烧热，放入花生仁、黄豆炸香，待熟后捞出控油。

3. 将炸好的花生仁、黄豆放入装有白萝卜丁的大碗，加香油拌匀即可。

**虾皮萝卜丝**

原料：白萝卜300克，虾皮50克，生姜、鸡精、植物油、盐各适量。

做法：

1. 白萝卜洗净，切丝；虾皮泡开；生姜洗净，切丝。

2. 蒸锅置火上，加水烧开，放入白萝卜丝焯一下，捞出，沥干水分。

3. 炒锅加油烧至六成热，入姜丝煸炒，再放入白萝卜丝、虾皮翻炒熟透，加少许鸡精、盐调味即可。

**白萝卜炖牛肉**

原料：牛肉1000克，白萝卜500克，陈皮30克，鸡精、盐各适量。

做法：

1. 将牛肉切成块，用凉水浸泡半小时捞出，控干水分；白萝卜去皮，切成滚刀块。

2. 锅内倒入清水烧开，放入牛肉块，去浮沫，煮至牛肉块熟透时加入陈皮、白萝卜块。

3. 改小火继续煮，待白萝卜块煮烂后下鸡精、盐调味即可。


# 生姜 天然的"呕家圣药"

生姜是厨房必备的调味品，味道辛辣，可去腥。生姜也是一种常用药材，治疗反胃、呕吐非常有效，自古便被喻为"呕家圣药"。

## 养胃功效

生姜性温，味辛，具有温胃散寒、降逆止呕、化痰止咳的功效，适用于胃寒冷痛、呕吐、消化不良、风寒感冒、泄泻等症。现代医学认为，生姜特有的姜辣素能刺激胃肠黏膜，使胃肠道充血，在温胃的同时增强消化能力，能有效缓解因吃寒凉食物过多而引起的腹胀、腹痛、腹泻、呕吐等。此外，如果饭前吃几片生姜，可刺激唾液、胃液和消化液的分泌，增强胃肠蠕动，增进食欲。

## 养胃吃法

1. 生姜切片泡水喝，可以祛寒暖胃，也可以加入红枣、红茶等，效果更佳。

2. 烹调菜肴时，加些姜丝，调理菜味的同时还能起到驱寒的作用，特别是煲汤和炒肉类菜时。

3. 胃病患者不宜大量喝生姜水，因为生姜水会刺激胃酸分泌，加重胃部的不适。

## 养胃食谱推荐

### 生姜红糖茶

原料：生姜6克，红糖15克，白醋、盐各适量。

做法：

1. 生姜切成薄片，装入碗中，加入盐腌约10分钟，加清水洗去盐分，沥干。

2. 生姜中倒入白醋，盖上盖子浸泡12个小时。

3. 锅中加水烧沸，倒入姜片，撒上红糖，转中火煮约2分钟，至红糖完全化开，关火盛出即可。

### 生姜红枣粥

原料：大米100克，红枣30克，生姜10克，葱、盐各适量。

做法：

1. 大米洗净，清水浸泡半小时；红枣洗净，切成片；葱洗净，切成葱花。

2. 锅中加适量清水，放入大米和红枣，大火煮沸后转小火煮。

3. 待煮至大米开花时放入生姜，稍煮片刻，加盐调味，最后撒上葱花即可。

# 山楂 助消化，去积食

山楂又叫山里红，既适合生吃，又适合加工成山楂片、山楂酒等。除食用价值出众外，山楂还具有很高的药用价值，其开胃、助消化、去积食的作用尤其突出，很多助消化药都含有山楂的成分。

## 养胃功效

山楂有健脾开胃、消食化滞、行气散瘀、收敛的功效，历代医家都认为它能消食去滞，尤其是消化肉食。《本草纲目》中记载，山楂"化饮食，消肉积，癥瘕，痰饮痞满吞酸，滞血痛胀"，还说"凡脾弱食物不克化，胸腹酸刺胀闷者，于每食后嚼二三枚绝佳"。另外，山楂所含的酸性成分能增加胃酸分泌，增强胃蛋白酶活性，促进蛋白质的消化，对消除肉食积滞有很好的效果。

## 养胃吃法

1. 食肉不易消化、腹胀的人，平时可以用干山楂泡水或煮汤喝。

2. 山楂最好煮熟吃，因为生山楂中的鞣酸与胃酸结合会形成胃结石。

3. 山楂不宜空腹食用，胃病患者尤其要注意。

## 养胃食谱推荐

### 银耳山楂粥

原料：银耳30克，山楂20克，大米80克，白糖适量。

做法：

1. 大米淘洗干净，用清水浸泡1小时；银耳泡发，洗净撕碎；山楂洗净，切片。

2. 锅置火上，加适量清水，放入大米和银耳，大火煮沸后转小火熬煮，至大米熟烂。

3. 放入山楂片，继续煮片刻，加少许白糖调味即可。

### 菠菜山楂粥

原料：菠菜、山楂各100克，大米200克，冰糖适量。

做法：

1.大米洗净，用清水浸泡30分钟。

2.菠菜洗净，切段；山楂洗净，去核。

3.锅中加适量清水，放入大米，煮至七成熟后放入山楂，煮至粥熟，放入冰糖、菠菜段，继续煮熟即可。

### 苦瓜山楂卷

原料：苦瓜200克，山楂卷50克，盐、蜂蜜各适量。

做法：

1.苦瓜洗净，切成寸段，去子及瓤，切成厚圈，放入锅中焯烫，过凉水沥干，撒入少许盐拌匀。

2.将山楂卷切成宽约半厘米的段，放入拌好的苦瓜圈中。

3.将做好的苦瓜山楂卷摆在盘子里，淋上蜂蜜即可。

### 山楂烧豆腐

原料：山楂20克，豆腐400克，植物油、盐各适量。

做法：

1.将豆腐洗净，放入沸水锅中氽烫，捞出切块；山楂洗净，去核，切小丁。

2.锅中加油烧至六成热，放入豆腐煎炒，煎炒至熟透。

3.出锅前加入山楂丁、盐炒匀即可。

### 核桃山楂饮

原料：山楂50克，核桃仁150克，白糖适量。

做法：

1.山楂洗净，去核，切成片，加一碗水煎煮半小时，滤出汁。

2.核桃仁放入榨汁机，加适量凉开水，搅打成稀浆汁。

3.将山楂汁倒入锅中，置火上加热，倒入白糖搅拌化开，再慢慢倒入核桃汁，煮至微沸即可。

**山楂藕片汤**

原料：莲藕150克，山楂95克，冰糖适量。

做法：

1. 将洗净去皮的莲藕切成片，洗好的山楂切成小块。

2. 砂锅中加水烧开，放入莲藕片和山楂块，大火煮沸后小火炖煮约15分钟，至食材熟透。

3. 加入冰糖，搅拌均匀，略煮片刻至冰糖化开，关火盛出即可。

# 香蕉 清热润肠，健脾胃

香蕉营养丰富，被称为"智慧之果"，欧洲人因其能解除忧郁而称之为"快乐之果"。其实，香蕉润肠、健脾的作用也很显著。

## 养胃功效

香蕉性寒，味甘，具有清热生津、润肠解毒、养胃抑菌、降压的功效。《本草求原》记载，香蕉"清脾滑肠，脾火盛者食之，反能止泻、止痢"。

现代医学认为，香蕉中含有丰富的可溶性纤维，尤其是果胶，可以增加粪便体积，帮助人们排出体内宿便。这种纤维还可以调节胃肠道的菌群生态，起到整肠、清胃的作用。值得一提的是，香蕉含有能预防胃溃疡的化学物质5-羟色胺，这种物质可以缓解胃酸对胃黏膜的刺激，保护胃黏膜。

## 养胃吃法

1. 香蕉不宜空腹吃，最好饭后吃，一次可以吃半根或一根。

2. 想要润肠通便，一定要选择熟透的香蕉。生香蕉含有大量的鞣酸，不仅不能通便，反而会引起便秘。

## 养胃食谱推荐

**香蕉牛奶汁**

原料：香蕉1根，牛奶50毫升，火龙果少许，蜂蜜适量。

做法：

1. 将香蕉去皮，切成段；火龙果去皮，切成小块备用。

2. 将火龙果与牛奶、香蕉一起放入榨汁机中，启动榨汁机，搅打成汁。

3. 将榨好的果汁倒入杯中，根据个人口味用蜂蜜调味即可。

**香蕉煎饼**

原料：面粉50克，香蕉250克，发酵粉、植物油、白糖各适量。

做法：

1. 香蕉剥去皮，放到碗中捣成泥。

2. 将面粉、香蕉泥、发酵粉、白糖一起放入盆中，加适量水，搅拌成面糊，然后静置15分钟。

3. 平底锅抹适量油烧热，摊入面糊，煎至两面熟透即可。

# 苹果 健胃又通便

"每天一苹果，医生远离我。"苹果具有良好的保健作用。苹果中含有糖类、膳食纤维、维生素C及磷、钾等矿物质，具有降低血脂、维持身材的作用，还可健胃通便。

## 养胃功效

苹果性平，味甘、酸，入脾、胃经，具有生津润肺、健脾益胃、润肠止泻等功效，适用于阴虚胃痛等症。

现代医学认为，苹果中的膳食纤维能促进肠胃蠕动，促使大便通畅；鞣酸、果酸等成分则能抑制肠道不正常的蠕动，使消化活动减慢，从而抑制轻度腹泻。

## 养胃吃法

1. 想要通便，应该生食苹果；想要止泻，则应该吃煮熟的苹果。

2. 苹果果皮、果肉内均含有鞣酸，但果皮中含量更丰富，因此，苹果带皮吃健胃效果更佳。

3. 吃苹果宜细嚼慢咽，这样有利于消化，还可杀死口腔细菌。

4. 慢性胃炎患者胃胀气不舒、口中发干、舌红少津者，可于饭后吃点苹果。

## 养胃食谱推荐

### 苹果山楂粥

原料：苹果50克，山楂干15克，大米100克，冰糖适量。

做法：

1. 大米淘洗干净，用清水浸泡；苹果洗净，切小块；山楂干用温水稍泡后洗净。

2. 锅置火上，加适量清水，放入大米，大火烧开后转小火熬煮至八成熟。

3. 放入苹果块、山楂干，煮至米粒开花，放入冰糖后调匀即可。

### 椰汁苹果羹

原料：椰汁500毫升，苹果、菠萝、樱桃各100克，黑芝麻适量。

做法：

1. 苹果去皮，洗净，切块；樱桃去梗，洗净。

2. 菠萝去皮，洗净，用淡盐水浸泡，切成块。

3. 铁锅烧热，放入黑芝麻焙香。

4. 将苹果块、菠萝块、樱桃一起放入碗中，加入椰汁稍拌，撒上黑芝麻即可。

# 木瓜 增强肠胃力，助消化

木瓜果肉厚实细致、香气浓郁、甜美可口、营养丰富，因此，被誉为"百益之果""万寿瓜"。一般人都知道木瓜有美容丰胸的作用，实际上木瓜也是健脾养胃的好食材。

## 养胃功效

木瓜性温，味酸，入肝、脾经，具有舒筋活血、平肝和胃、健脾消食、化湿止痛之功，主治胃痛、消化不良、肺热干咳、乳汁不通等症。《本草纲目》中记载："木瓜性温味酸，平肝和胃，舒筋活络。"

现代医学认为，木瓜含有的木瓜酵素有助于分解并加速蛋白质吸收，能帮助人体消化肉类蛋白质，减轻肠胃负担。饭后吃块木瓜，可以帮助消化，有辅助治疗胃炎、消化不良的效果。

## 养胃吃法

1. 木瓜有番木瓜和宣木瓜之分，番木瓜有健脾消食之功；而宣木瓜有舒筋和胃之功，为药物，不可生食。

2. 番木瓜可生食，也可与蔬菜、肉类一起烹调，养胃助消化的效果都不错。

3. 吃肉之后不妨吃点木瓜，可以帮助肠胃消化。

## 养胃食谱推荐

### 凉拌木瓜

原料：木瓜300克，柠檬汁250毫升，花生碎20克，蒜末、白糖、盐各适量。

做法：

1. 木瓜去皮，去子，切成片，入沸水煮1分钟，捞出，沥干。

2. 把木瓜装入碗中，倒入蒜末，放入盐、白糖，加柠檬汁搅拌片刻，使其入味。

3. 盛出拌好的食材，装入盘中，撒上花生碎即可。

### 木瓜银耳羹

原料：木瓜半个，银耳1大朵，红枣、枸杞子、冰糖各适量。

做法：

1. 银耳用清水泡发，洗净，用手撕成小朵。

2. 木瓜削皮去子，切成小块；红枣、枸杞子洗净。

3. 将银耳、木瓜、红枣、枸杞子和冰糖一起放入炖煲，加适量开水，炖煮约20分钟即可。

### 西瓜木瓜汁

原料：木瓜150克，西瓜100克，柠檬1/4个，蜂蜜适量。

做法：

1. 西瓜、柠檬分别去皮，切成小块；木瓜去皮，去子，切成小块。

2.将木瓜、西瓜和柠檬块放入榨汁机中，加适量凉开水，启动榨汁机搅打成果汁。

3.将果汁过滤，倒入杯中，加少许蜂蜜调味即可。

## 木瓜鲜果沙拉

原料：木瓜1/4个，苹果、香蕉各1个，酸奶1杯，蜂蜜适量。

做法：

1.将木瓜、苹果分别去皮，洗净，切成块；香蕉去皮，切成段。

2.将木瓜块、苹果块、香蕉段一起放入容器，加入酸奶搅拌。

3.淋上适量蜂蜜，吃时拌匀即可。

## 木瓜排骨米饭

原料：猪小排200克，米饭100克，木瓜100克，花生仁100克，蜜枣50克，盐适量。

做法：

1.将木瓜去皮，洗净，切成厚块；花生仁用清水浸泡1小时，捞出；蜜枣洗净。

2.锅中加适量清水，大火煮沸，放入猪小排焯水，清洗干净。

3.将适量清水和花生仁连同米饭一同放入煲内，煮开后放入猪小排、木瓜、蜜枣慢火煲2小时，加适量盐调味即可。

## 木瓜炖带鱼

原料：木瓜200克，带鱼300克，姜片、酱油、醋、料酒、盐各适量。

做法：

1.将木瓜去皮，洗净，切成片。

2.带鱼处理干净，不要刮去表面银白色物质，切成块。

3.锅中加适量清水，放入带鱼块、木瓜片、姜片、酱油、醋、料酒，煮至鱼肉熟后加少许盐调味即可。

# 猪肚 补益脾胃的佳品

猪肚，就是猪的胃部。猪肚风味独特，适合多种烹调方法，如爆炒、煲汤，是餐桌上常见的食材。猪肚不仅是美味佳肴，还是补益脾胃的佳品。

## 养胃功效

猪肚自古以来就是一味补益脾胃的药材。中医认为，猪肚有健脾胃、消积食、补虚损的功效。《本草纲目》中说猪肚"暖肠胃，除寒湿反胃，虚胀冷积，阴毒"，《本草经疏》也说"猪肚，为补脾胃之要品，脾胃得补，则中气益"。

另外，中医里有"以脏补脏"的说法，即以动物的脏器来补人体脏器之不足，简单地说就是吃什么补什么。因此，胃不好的人可以食用猪肚来调养。

## 养胃吃法

1. 用猪肚来煲汤是一种不错的养胃吃法，猪肚汤具有祛寒暖胃的作用。

2. 猪肚用来煮粥，不仅容易消化吸收，而且能增强猪肚的补益功效。

3. 猪肚烹调前要处理干净，可先加少许盐、醋搓揉，再用清水冲洗，这能除膻味。

## 养胃食谱推荐

### 猪肚粥

原料：大米100克，猪肚50克，料酒、姜丝、胡椒粉、盐各适量。

做法：

1. 大米洗净，清水浸泡1小时。

2. 猪肚洗净，入沸水锅，加姜丝、料酒，中火煮30分钟；待猪肚熟软时捞出，切片。

3. 锅中加适量清水和大米，用小火熬粥，待粥熬好时加入猪肚片同煮片刻，最后加胡椒粉和盐调味即可。

### 莲子猪肚汤

原料：猪肚80克，山药10克，去心莲子15克，姜片、葱段、盐各适量。

做法：

1. 去心莲子放入温开水中泡约30分钟。

2. 猪肚洗净，放入沸水中煮至软烂，捞出后冲洗，切成条。

3. 锅中加适量清水，放入猪肚条、山药、去心莲子、葱段、姜片，用小火炖约40分钟，加盐调味即可。

# 鲢鱼 祛胃寒，治胃痛

鲢鱼，又叫白鲢、水鲢、跳鲢，是著名的四大家鱼（青鱼、草鱼、鲢鱼、鳙鱼）之一。其肉质细嫩、营养丰富，不仅是健身养生的食品，还具有很好的美容养颜功效。

## 养胃功效

鲢鱼是冬季养胃的好选择。鲢鱼性温，味甘，入脾、胃经，能起到暖胃补气、利水止咳的作用，常用于治疗胃寒疼痛或由消化不良引起的慢性胃炎。

现代医学研究发现，鲢鱼富含蛋白质、脂肪、烟酸、维生素A、硒等营养成分，其含有的硒元素能有效促进胃黏膜修复和溃疡面愈合，对于胃炎、胃溃疡等消化系统疾病有很好的食疗作用。

## 养胃吃法

1. 鲢鱼清蒸或煲汤，口味鲜美，营养价值较高。

2. 鲢鱼和豆腐、莲藕一起炖食，可以增强养胃功效；鲢鱼不宜与甘草同食，容易引起腹泻。

3. 鲢鱼属于温热食物，吃多了容易导致内火积蓄，因此不宜过量食用。

## 养胃食谱推荐

清蒸鲢鱼

原料：鲢鱼1条，葱段、姜片、料酒、植物油、盐各适量。

做法：

1. 鲢鱼处理干净，在鱼身上划几刀，用料酒和盐腌20分钟，放在蒸盘内，在鱼身上摆好姜片、葱段。

2. 蒸锅置火上，开锅后将鱼盘放入锅内，大火蒸10分钟，将鱼取出，去掉葱段、姜片。

3. 锅内倒入植物油烧热，将油均匀浇在鱼身上即可。

**鲢鱼豆腐汤**

原料：鲢鱼肉150克，豆腐100克，姜丝、葱花、鸡精、水淀粉、植物油、盐各适量。

做法：

1. 豆腐切成小方块；鲢鱼肉切成片装入碗中，放入少许盐、鸡精、水淀粉腌10分钟。

2. 锅入油，放姜丝，加入适量清水煮沸，再放入豆腐块和鱼肉片，拌匀，煮至熟透。

3. 加少许鸡精、盐调味，盛出装入碗中，撒上葱花即可。

# 鲫鱼 对脾胃虚弱有疗效

鲫鱼肉质细嫩，富含蛋白质，还含有大量的钙、磷、铁等矿物质，营养价值很高；并且鲫鱼的药用价值也不可低估，其有很好的养胃功效。

## 养胃功效

《本草纲目》中记载"诸鱼属火，唯鲫鱼属土，故能养胃"。中医认为，鲫鱼具有健脾开胃、温中益气、利水除湿、滋养通乳等功效，对少食乏力、呕吐腹泻、胃痛胃胀、脾虚水肿、小便不利等症有很好的疗效。

鲫鱼含有的氨基酸较全面，易于消化吸收，能够有效地增强胃壁的弹性和张力，可帮助修复受损的胃黏膜组织，适合胃病患者食用。

## 养胃吃法

1. 鲫鱼最好清蒸或煮汤食用，若煎炸，会使其养胃功效大打折扣。

2. 鲫鱼和豆腐一块炖煮，营养丰富，易消化，还可以温暖脾胃，非常适合冬季食用。

3.鲫鱼和麦冬都有养胃的功效，但不宜同食，否则功效会降低。

## 养胃食谱推荐

### 海带焖鲫鱼

原料：鲫鱼400克，海带150克，葱花、姜末、香油、酱油、醋、料酒、白糖、盐各适量。

做法：

1.海带洗净，切成条；鲫鱼去鳞，去内脏，洗净备用。

2.锅中加适量清水，放入海带条、鲫鱼、姜末、酱油、醋、料酒、白糖、盐，大火煮沸后改小火焖煮。

3.至鲫鱼肉熟烂后，淋少许香油，撒上葱花即可。

### 黄芪鲫鱼汤

原料：鲫鱼1条，黄芪10克，红枣10颗，莲藕100克，胡萝卜50克，姜片、植物油、料酒、盐各适量。

做法：

1.鲫鱼处理干净；红枣、黄芪分别洗净；莲藕、胡萝卜分别去皮，洗净，切成块。

2.锅入油烧热，下鲫鱼煎至两面金黄，加适量清水、姜片、料酒，再放入藕块、红枣和黄芪，大火煮沸后改小火炖1小时。

3.将胡萝卜块放入锅中，继续熬煮30分钟，加少许盐调味即可。

# 牛奶 保护胃黏膜

牛奶是日常生活中深受人们喜爱的饮品之一，被誉为"白色血液"。牛奶富含蛋白质、脂肪、糖类及维生素等人体必需的营养素，经常喝能补充营养、强壮骨骼、营养肌肤、滋阴润燥。此外，牛奶还有养胃护胃的功效。

## 养胃功效

中医认为，牛奶具有补虚损、益肺胃、生津润肠的功效，适宜阴虚胃痛、津亏便秘等症，常用于辅助治疗久病体虚、噎嗝反胃、胃及十二指肠溃疡、消渴、便秘等症。另外，牛奶能中和胃酸，阻止胃酸对溃疡面的刺激，因此，其对消化道溃疡也有良好的治疗效果。

牛奶发酵而成的酸奶，也有保护胃肠的作用，其中的乳酸能刺激分泌消化液，因而能增强人的消化能力，促进食欲。此外，酸奶中含有大量的活性益生菌，能促进胃肠蠕动，减少便秘的发生。

## 养胃吃法

1. 牛奶搭配大米、燕麦等煮粥，既可健脾养胃，又能延缓食物在肠胃内的消化吸收，增强补益效果。

2. 为了避免腹胀、腹泻，不宜空腹喝牛奶，可以搭配面包、蛋糕等食用。

3. 牛奶在胃中能形成保护层，在饮酒前喝一杯牛奶，既能有效保护胃部，还能减轻醉酒程度。

## 养胃食谱推荐

### 鸡蛋牛奶粥

原料：燕麦仁、大米各40克，牛奶100毫升，鸡蛋1个。

做法：

1. 燕麦仁、大米洗净，分别泡30分钟；鸡蛋取蛋黄。

2. 锅置火上，放燕麦仁、大米和适量水，大火烧沸后改小火。

3. 待粥熟时，放牛奶和蛋黄，略煮片刻即可。

### 红豆牛奶汤

原料：红豆40克，牛奶150毫升，白糖适量。

做法：

1. 红豆洗净，用清水浸泡20分钟。

2. 将红豆放入锅中，中火煮约30分钟，再用小火焖煮约30分钟，捞出。

3. 将红豆、牛奶放入锅中，搅拌均匀，煮沸，加少许白糖调味即可。

# 不可不知的几种伤胃食物

## 01 汤圆

汤圆的主料是糯米，适当吃糯米可温胃健脾；不过，糯米黏性较大，过量进食会导致消化不良，加重胃部负担，产生腹胀、腹痛等症状。

## 02 粽子

粽子种类多，咸粽和肉粽的馅料多为油腻、高盐食物，会刺激胃黏膜，减少胃酸分泌，加重胃负担；而甜粽的馅料多为高糖食物，大量进食也会对胃造成负担。

## 03 咸猪肉

咸猪肉含盐量多，常吃会破坏胃黏膜，使胃酸分泌减少，导致消化不良，引发胃炎、胃溃疡等病症。咸猪肉还含有大量亚硝酸盐，会提高患胃癌的概率。

## 04 肠粉

肠粉是由米浆和猪肉制作而成的。肠粉中支链淀粉含量较多，比面条、馒头难消化得多。因此，胃病患者应忌食肠粉，以免造成不适。

## 05 浓咖啡和茶

咖啡中含有的咖啡因和茶叶中含有的茶碱都会对胃产生一定的刺激，损伤胃黏膜屏障，进而引起炎症甚至溃疡性病变。因此，不宜饮用浓咖啡和茶。

## 06 油炸食品

油炸食品不容易消化，多吃会损伤胃黏膜，容易得胃病；而且油炸食品一般都是高盐、油腻的食物，食之会增加胃部负担。

## 07 剩饭

专家指出，常吃剩菜剩饭容易引起各种胃部疾病，如消化不良、胃炎等。剩饭中的淀粉冷却重新加热后不容易消化，而剩菜变质会产生毒素，刺激肠胃。

## 08 冷食冷饮

冷食冷饮会冲淡胃液，刺激胃黏膜，从而引起局部血管收缩，导致消化道缺血、缺氧，消化食物的能力降低，容易引起胃肠功能紊乱等。

# 老中医推荐的养胃好药材

## 黄芪

*性微温，味甘，入肺、脾经*

黄芪素以"补气诸药之最"著称，能补脾胃之气，对脾胃虚弱所致的食少便溏有很好的疗效。黄芪有生黄芪、炙黄芪之分，生黄芪偏于生肌，炙黄芪偏于补气。另外，黄芪中所含的黄芪精能保护胃黏膜，对幽门螺杆菌引起的胃溃疡有一定的治疗效果。脾气虚弱食少便溏者，可单用黄芪熬膏服用；也可将黄芪和山药煮粥食用。需要注意的是，肠胃有积滞者及感冒人群、经期女性忌吃黄芪。

### 黄芪红枣茶

原料：黄芪10克，红枣6颗。

做法：

1. 黄芪洗净，切成片；红枣洗净，去核，撕成小块。

2. 将黄芪、红枣一起放入砂锅，加清水500毫升，大火煮沸，改小火煮约20分钟。

3. 饮用前可加适量红糖或白糖，以增添风味。

---

## 茯苓

*性平，味甘、淡，入心、脾、肾经*

《神农本草经》将茯苓列为上品，《本草正》称其"去湿则逐水燥脾，补中健胃"。中医认为，茯苓性平，味甘、淡，具有健脾和胃、渗湿利水、宁心安神的功效，可帮助消化，对食少便溏、消化不良有较好的食疗作用。现代研究发现，茯苓可抑制胃酸分泌，减少胃酸对胃黏膜的损害，对消化道溃疡有一定的防治效果。

### 茯苓红枣粥

原料：茯苓15克，红枣30克，大米100克，白糖适量。

做法：

1. 茯苓、红枣分别洗净；大米淘洗干净，浸泡2小时。

2. 砂锅中加适量清水，大火烧开，倒入大米，放入洗好的红枣、茯苓，搅拌均匀。

3. 煮沸后用小火煮约30分钟，至食材熟透，加入白糖调味即可。

## 白术

性温，味甘、苦，入脾、胃经

白术被历代医家奉为"安脾胃之神品""消痞积之要药""健食消谷第一要药"。中医认为，其具有健脾补胃、燥湿和中的功效，适用于脾胃虚弱所致的不思饮食、消化不良、腹胀腹泻、四肢无力、气虚自汗等病症。现代医学研究表明，白术含有的挥发油成分，有调节肠胃功能和增强身体消化吸收功能的作用，其对食欲不振有一定的疗效。

### 白术粥

原料：白术10克，大米100克，冰糖少许。

做法：

1. 白术洗净；大米洗净，加适量清水浸泡30分钟。

2. 砂锅中加适量清水，放入白术煎煮取汁，倒出备用。

3. 砂锅中加适量清水，放入大米及泡米的水，大火煮沸，倒入白术汁，熬煮成粥，加少许冰糖调味即可。

## 党参

性平，味甘，入肺、脾经

中医认为，党参有补中益气、健脾益胃之功，适用于脾肺虚弱所致的气短心悸、食少便溏、虚喘咳嗽等症。《本草从新》记载，党参"补中益气，和脾胃，除烦渴"。现代医学研究表明，党参能够有效抑制胃酸分泌，调节胃液酸度，促进胃黏液分泌，以增强对胃黏膜的保护作用，进而有效防治溃疡。

### 党参煲排骨

原料：党参15克，板栗8颗，红枣6颗，排骨300克，胡椒粉、盐各适量。

做法：

1. 党参洗净，切成段；板栗去壳，洗净；红枣去核，洗净；排骨洗净，切成块，焯水捞起。

2. 炖盅中加适量清水，放入党参、板栗、红枣、排骨，大火煮沸，改小火炖一个半小时。

3. 至排骨熟烂后，加适量胡椒粉、盐调味即可。

## 砂仁

性温，味辛，入脾、胃、肾经

砂仁有化湿开胃、温脾止泻、理气安胎的功效，可用于湿浊中阻、脘痞不饥、脾胃虚寒、呕吐泄泻、妊娠恶阻、胎动不安等症。《本草纲目》中记载，砂仁"补肺醒脾，养胃益肾，理元气，通滞气，散寒饮胀痞，噎膈呕吐"。《药性论》也记载其"主冷气腹痛，止休息气痢，劳损，消化水谷，温暖脾胃"。此外，砂仁还具有解痉止痛的作用，能抑制胃酸分泌及溃疡恶化。

### 砂仁羊肉汤

原料：羊肉400克，砂仁3克，香菜段、姜片、胡椒粉、料酒、盐各适量。

做法：

1. 羊肉洗净，切成块，入沸水中焯一下，捞出沥水备用。

2. 砂锅中加适量清水，大火煮沸，放入姜片、砂仁、羊肉块、料酒，再次煮沸后改小火慢炖。

3. 至羊肉熟烂后加少许胡椒粉、盐调味，再撒上香菜段即可。

## 麦冬

性微寒，味甘、微苦，入肺、心、胃经

麦冬原名麦门冬，是常用的中药。中医认为，其有滋养胃阴、生津止渴兼清胃热的功效，广泛用于胃阴虚所致的舌干口渴、胃脘疼痛、饥不欲食、大便干结等病症。正因为麦冬善养胃阴，故可以通乳，正如《本草思辨录》所说："麦冬补胃阴以通络。"麦冬常与生地、玉竹、沙参等品同用。

### 麦冬小麦粥

原料：水发小麦170克，麦冬20克，冰糖适量。

做法：

1. 小麦、麦冬分别洗净。

2. 砂锅中注入适量清水烧开，放入小麦，撒上麦冬。

3. 大火煮沸后转小火熬煮约1小时，至食材熟透，加入冰糖，继续煮片刻，至冰糖化开即可。

## 黄精

*性平，味甘，入脾、肺、肾经*

黄精可补气养阴、健脾、润肺、益肾，常用于治疗脾胃虚弱、体倦乏力、口干食少、肺虚燥咳等病症。如果倦怠乏力、食欲不振，则可以将黄精与党参、白术等一同调配药膳食用；口干食少、饮食无味、舌红无苔等胃阴虚的人群，则可以将黄精与麦冬、山药等一起调配药膳食用。

### 鲜藕黄精排骨汤

原料：黄精30克，鲜莲藕150克，排骨300克，葱段、姜片、胡椒粉、料酒、米醋、盐各适量。

做法：

1. 黄精洗净，切片；排骨洗净，切块；鲜莲藕洗净，去外皮，切成条。

2. 锅中加适量清水，放入黄精、排骨、鲜莲藕及葱段、姜片、料酒、米醋、盐，大火煮沸。

3. 改小火炖至排骨熟烂，拣去葱段、姜片，加胡椒粉调味即可。

## 厚朴

*性温，味苦、辛，入脾、胃、大肠经*

厚朴有健脾平胃、行气化滞、燥湿除满、降逆平喘的功效，主治食积气滞、胸腹胀痛、呕吐泄泻、腹胀便秘、胸闷喘咳等症。《本草汇言》中记载："厚朴，宽中化滞，平胃气之药也。"其常与苍术、陈皮等配合用于治疗湿困脾胃、脘腹胀满等症。需要注意的是，厚朴不宜与豆类一起食用，因为厚朴中含有鞣质，豆类中富含蛋白质，二者会起化学反应，形成不易消化吸收的物质。

### 厚朴山药粥

原料：厚朴6克，山药10克，大米50克，红枣5颗，白糖适量。

做法：

1. 将山药洗净，去皮，切成长度为1厘米的小块；红枣洗净，用热水泡开，去核；大米洗净，清水浸泡半小时。

2. 厚朴洗净，放入锅中，加适量水，大火煮沸后改小火煮20分钟，去渣留汁。

3. 将山药、红枣和大米一起放入药汁中，煮沸后改小火煮成粥，粥成时加少许白糖调味即可。

---

# 甘草

性平，味甘，入心、肺、脾、胃经

甘草是一味常用的中药，也是补气之要药，有补脾益气、清热解毒、缓急止痛的作用，适用于胃、腹、四肢疼痛等病症。现代医学研究发现，甘草还具有抗溃疡、抑制胃酸分泌的作用。甘草中的甘草苷能促进溃疡愈合，增强胃黏膜抵抗力等。甘草与芍药同用，可显著缓解胃痛、腹痛及腓肠肌挛急疼痛。

### 甘草菜心豆腐

原料：豆腐200克，鸡脯肉、青菜心各100克，甘草10克，黑豆、枸杞子各20克，蒜瓣、淀粉、植物油、料酒、盐各适量。

做法：

1. 豆腐、鸡脯肉分别洗净，切成丁；青菜心洗净切段；甘草、黑豆、枸杞子分别洗净。

2. 砂锅中加4碗清水，放入甘草，煎煮成2碗甘草汁。

3. 鸡肉丁加料酒、盐、淀粉拌匀，腌制片刻，下热油锅滑熟。

4.锅入油烧热，下蒜瓣爆香，放入青菜心、甘草汁，再放入豆腐、鸡肉丁、黑豆、枸杞子，烧至所有食材熟，加少许盐调味即可。

## 鸡内金

*性平，味甘，入脾、胃、小肠、膀胱经*

鸡内金是传统中药之一，具有健胃消食、宽中健脾、涩精止遗的功效，可有效改善消化不良、脾胃虚弱、反胃呕吐等症。《滇南本草》中记载，鸡内金"宽中健脾，消食磨胃。治小儿乳食结滞，肚大筋青，痞积疳积"。

**鸡内金粥**

原料：大米100克，鸡内金粉10克，香菇30克。

做法：

1.将大米洗净，加清水浸泡半小时；香菇洗净，剁成末。

2.砂锅中加适量清水，放入大米，大火煮沸，放入鸡内金粉、香菇末。

3.大火继续煮沸后，改小火熬煮成粥即可。

第四章

# 经常动一动，还你好胃口

　　好胃口是养出来的，运动也是很好的养胃方式，然而现代人代步工具较多，活动量大大降低。办公室人群长期久坐不动，很容易引起胃胀、消化不良等胃部不适，为胃健康埋下隐患。因此，要想胃健康，就要经常动一动。

# 散步，按摩胃部的运动

散步是我国传统的健身方法之一。古语云："饭后百步走，活到九十九。"饭后散步之所以有益健康，很关键的一点就是可以"按摩"胃部。这不仅有健脾养胃、帮助消化食物的作用，还能增强胃动力、促进胃健康。

《老老恒言》说："饭后食物停胃，必缓行数百步，散其气以输于脾，则磨胃而易腐化，步所以动之。"意思是饭后缓步行走，可以帮助脾胃消化，有益人体健康。

散步还可以促进消化腺分泌和肠胃有规律地蠕动，能增进食欲，预防便秘。散步还有助于调节中枢神经系统，改善全身和肠胃功能，对消除腹胀、嗳气，促进溃疡愈合也有一定的作用。

## 散步要领

散步作为一种体育锻炼，不能像平时走路一样太随意，而应当讲究动作要领。正确的姿势应为：抬头挺胸，两眼平视前方，腹部稍内收，臀部肌肉保持紧张，双腿交替前摆，两臂协调摆动，并配合规律呼吸。

*TIP：走一字步时，两脚轮换踩在两脚之间的直线上。这种方式能带动身体左右扭动，不仅能锻炼腰部，消除腹部脂肪；还可刺激肠胃蠕动，有效防止便秘。*

## 散步时间

散步的时间根据自身情况而定，最佳时间是饭后和清晨，以达到稍稍出汗的程度为宜，这样能起到锻炼的作用。饭后不要立即散步，最好休息半小时。早上散步，可以选择风景优美的公园、林荫小道或郊外等场所。

---

**散步注意事项**

1. 散步时应穿得轻便一些，衣裤不宜绷得过紧，应穿舒适的运动鞋。
2. 散步时应身心放松，步履从容和缓，脚步不乱，每步的距离要差不多。

3. 散步时可搭配其他身体活动，如摩擦双手、揉腹、拍打全身等。

4. 散步应尽量避开每天空气污染的高峰时期，即太阳升起与落下的前后1小时左右。

5. 不要在污染严重的马路边或者工业园区散步。

6. 饭后散步并非人人都适宜，体质较差，尤其是胃下垂的人饭后就不宜散步，这类人连一般的走动都应减少。

# 慢跑，调理脾胃有奇效

慢跑又称健身跑、放松跑，简便易行，无须任何体育器械。慢跑是身体的全面运动，可以有效地调理脾胃功能。

中医理论认为，"动则生气"，脾胃乃气血生化之源，所以适量运动可以使脾胃保持正常的运化、升清、统血功能；脾又主肌肉，而肌肉是身体运动的基础，这也体现了慢跑运动与脾胃的生理联系。

慢跑会增加人体呼吸的深度和频率，促进膈肌和腹肌较大幅度活动，能按摩胃肠，改善胃肠的血液循环。慢跑能促进消化液分泌，提高胃肠的消化、吸收功能。

慢跑的具体方法如下。

## 慢跑步幅要小

慢跑时两手应微微握拳，上臂和前臂弯曲成90°左右，上身略向前倾，全身肌肉放松，步伐要小而轻快，两臂前后自然摆动。

## 慢跑的呼吸要点

慢跑时呼吸要深长而均匀，与步伐有节奏地配合。最好用鼻呼吸，如果用鼻呼吸不能满足需要，也可以鼻吸口呼，但嘴巴不要张得过大。

## 慢跑强度

一般情况下，健康状态好的人可以每20分钟跑3～4千米，健康状态差一点的可以每30分钟跑3 ～ 4千米或略少一点。此外，平时不经常锻炼者，刚慢跑时可以少跑一些，或隔一天跑一次，经过一段时间的适应后再逐渐增加运动强度。

慢跑注意事项

1. 慢跑前应先快走几分钟，再做些有伸展腿部关节作用的动作。

2. 开始时宜慢，待身体各组织器官协调适应后，再放开步伐，以均匀的速度行进。

3. 不要在饭后立即跑步，也不要在跑步后立即进食。

4. 慢跑即将结束时要逐渐减慢速度，不可突然停止。

5. 慢跑后要按摩、捏揉、敲打腿部，这有利于腿部血液循环，以达到放松的效果。

6. 老年人慢跑前一定要检查自己的身体状况，以确定是否可以慢跑。慢跑时若出现胸闷、胸痛、心悸、头昏眼花等不适，应立即休息。

# 跳绳，跳跃有助于防胃病

跳绳是一种简单的运动方式，也是一项耗时少、耗能大、功效显著的有氧运动。跳绳能使人体的各器官、肌肉和神经系统同时得到锻炼。

跳跃运动可以使胃保健性震荡，相当于为其做了一次免费按摩。因此，经常跳绳能起到养胃、护胃的功效。

长期坚持跳绳，还能促进血液循环和胃肠蠕动，加速营养的吸收和废物的排出，能有效预防便秘和胃病的发生。另外，跳绳还有助于身心愉悦、强身健体，提升生活品质。

## 跳绳要领

在跳绳的过程中要讲究方法，这样才能减少不必要的伤害，也更有助于防治胃病。正确的跳绳方法为两手分别握住跳绳两端的把手，一脚踩住绳子中间，两臂屈肘将小臂抬平，绳子被拉直。向前摇时，大臂靠近身体两侧，肘稍外展，上臂近似水平，用手腕发力做外展内旋运动，使两手往体侧做画圆动作。

*TIP: 跳跃时不要全脚掌着地，应该用前脚掌起跳和落地，轻轻跳起来，两脚交替点地。这样能有效缓解冲力，减少对软组织和脚踝骨的伤害。*

## 跳绳时间
每次跳绳的时间不宜过长，一般以30分钟至1小时为宜。

> ### 跳绳注意事项
> 1. 跳绳前需热身，活动肩膀、手腕、膝盖、腰部和脚踝，避免跳绳时出现拉伤和扭伤。
> 2. 跳绳时应穿质地软、重量轻的运动鞋，避免脚踝受到伤害。
> 3. 跳绳宜选择软硬适中的场地（草坪或木质地板），不宜在过硬的地面上跳绳，以免对关节和大脑造成冲击。

# 仰卧起坐，改善脾胃气虚

仰卧起坐是一种垫上运动，主要锻炼腹部、腰部和髋部。仰卧起坐对增强腹肌和腰肌收缩能力有明显的作用，能促进腹部脂肪组织的消耗而起到减肥作用。此外，仰卧起坐还是防治胃病的好方法。

"脾主肌肉"，肌肉得到锻炼，反过来就会增加脾气，改善脾胃气虚的症状。另外，在运动过程中，通常采用腹式呼吸法，腹式呼吸法不仅能使气流顺畅，增加肺活量，还能防止便秘、促进肠胃蠕动，对预防腹胀、消化不良等胃肠疾病有较好的效果。

## 练习要领
身体仰卧于地垫上，膝部弯曲成90°左右。下肢不动，身体升起离地10～20厘米后收紧腹部肌肉并停顿，然后慢慢把身体降回原位。当背部着地时，便可以开始下一个循环的动作了。

**仰卧起坐注意事项**

1. 初次练习者要控制住节奏，动作个数慢慢增加。

2. 尽量控制仰卧起坐的方向，不要偏离直线，而且速度要放慢。

3. 动作不要太猛，否则很容易拉伤肌肉。

4. 不要固定脚部，否则会降低腹部肌肉的工作量。

5. 饭后不要立即进行此项运动，最好先休息45分钟左右。

6. 如果出现腹痛症状，应暂停锻炼。

**养胃小贴士**

练仰卧起坐要量力而行，运动量一般应随年龄的增加而递减：30岁以下者每分钟可以做45～60个，30～40岁者最好做到每分钟35～40个，40～50岁者每分钟可以做35个左右，50岁以上者每分钟做25个就可以了。

# 脚趾抓地，增强胃肠功能

脚趾是许多经络的必经之地，其中，胃经经过脚的第二趾和第三趾之间。因此，我们可以通过锻炼脚趾来刺激胃经，起到养胃的效果。

## 练习要领

脚趾抓地的具体做法：站立或坐姿均可，双脚放平，紧贴地面，与肩同宽，连续做脚趾抓地动作60～90次。两只脚可分别进行，也可同时进行，每日可重复多次。这样采用抓地、放松相结合的方式，可对胃经形成松紧交替的刺激，从而畅通胃经，增强胃肠功能，预防胃病的发生。

*TIP：平时在排队等候的时候，或在地铁、公交车上站立的时候，我们也可以做做脚趾抓地运动，方法同上。*

**延伸运动**

除了脚趾抓地，以下运动也可以锻炼脚趾。

1.脚趾取物：坐在床上，在床上放一些大小适中的物品，如硬币、铅笔或者小球等，然后用脚趾反复夹取这些物体。泡脚时在脚盆里放一些椭圆形、大小适中的鹅卵石，练习用二趾、三趾反复夹取这些鹅卵石，也能起到锻炼脚趾的作用。

2.扳脚趾：将脚趾尽力上扳，然后放松，再尽力下扳，反复进行并同时按摩二趾和三趾的趾缝，都可以锻炼脚趾。

3.按摩脚趾：用手指按摩、揉搓脚趾，如果有消化不良、口臭、便秘等情况，宜顺着脚趾方向按摩；如果脾胃虚弱、腹泻，则宜逆着脚趾方向按摩。

---

**养胃小贴士**

对于长期坐办公室的上班族来说，在办公疲劳时不妨活动一下脚趾。试试踮着脚尖站10分钟左右，这个动作能促进脚趾的血液循环，保障人体经络顺畅运行，对胃能起到一定的保健作用。

---

# 太极拳，常练可调养脾胃

太极拳在我国有着悠久的历史，是一种很好的健身运动。它姿势优美、动作柔和，男女老幼皆宜，并且不受时间和季节的限制。经常练太极拳，可以升提中气、补脾益胃、疏利胃肠、降气通腑，使脾胃升降协调，运化水谷、生化气血之功旺盛，从而达到防治脾胃疾病、保健身体的作用。

中医认为，太极拳特别适合上班族，尤其是那些平时饮食不规律、工作压力大的朋友。因为太极拳不仅可以很好地改善脾胃功能，而且能缓解人的精神压力，使人感到心情愉快。

## 太极云手健胃法

太极拳流传至今，流派分支已经很多，而对于我们养胃人群来说，练习一些简单的太极拳动作即可。练太极云手时腕部、髋部、腰部同时转动，眼、手、身、脚相互配合，动作连绵不断、一气呵成，能加强对各脏腑的按摩和调养作用，有助于脾胃运化功能正常运转，从而起到健脾养胃之功效。

练太极云手的具体方法如下。

| 动作1： | 动作2： | 动作3： |
|---|---|---|
| 站立，两脚分开与肩同宽；身体重心移至右腿，身体渐向右转，左脚尖里扣；左手经腹前向右上画弧至右肩前，手心斜向后；右手变掌，手心向右前；眼看左手。 | 上身慢慢左转，重心随之逐渐左移；左手由脸前向左侧画弧，手心渐转向左；右手由右下经腹前向上画弧至左肩前，手心斜向后；同时，右脚靠近左脚成小开立步；眼看右手。 | 上身再向右转，同时左手经腹前向右上画弧至右肩前，手心斜向后；右手向右画弧，手心翻转向右，左腿随之向左横跨一步；眼看左手。 |

## 练习云手的诀窍

云手，表面看起来就是简单的手部画圈，实际上是以腰带动手。练习时意念要灌注于腰间，身体转动要以腰为轴，不可忽高忽低。

另外，两臂随腰的转动运转时要自然圆活，速度要缓慢均匀。下肢移动时，身体重心要稳定，两脚掌先着地再踏实，脚尖向前。

### 太极拳注意事项

1. 做到以意行气，意在拳先，采用腹式呼吸法，且呼吸要与招式动作相协调。

2. 最好在阳光充足、空气新鲜、地面平坦、环境幽静的室外练习。

3. 不宜在饥饿或过饱时练太极拳。

4. 练习太极拳之前，练习者最好先做一些热身活动，如散步等。

5. 练习时要吸气收腹，呼气放松，这样就形成了对肠胃器官的良性按摩。

6. 练习者要做到心无杂念，精神集中，不要边练拳边说话。

7. 练习时要循序渐进，不可急于求成、贪多图快。

# 八段锦，调理脾胃臂单举

八段锦是我国传统的健身术之一。古人认为这套动作古朴高雅、舒展优美，如锦缎般优美柔顺，故名"锦"；又因其由8个不同的动作构成，所以称之为八段锦。八段锦的整套动作为：

> 两手托天理三焦，左右开弓似射雕
> 调理脾胃臂单举，五劳七伤往后瞧
> 摇头摆尾去心火，两手攀足固肾腰
> 攒拳怒目增气力，背后七颠百病消

## 臂单举健脾胃

八段锦的8个动作中，"调理脾胃臂单举"养脾胃的功效最佳。因为这一动作主要通过两手交替——一手上举一手下按，上下对拉来完成，使位于腹部、胸部、背部的穴位、脏腑受到刺激，对脾经、胃经有显著的循经导引作用，从而起到调理脾胃的作用。

这个动作的具体做法如下。

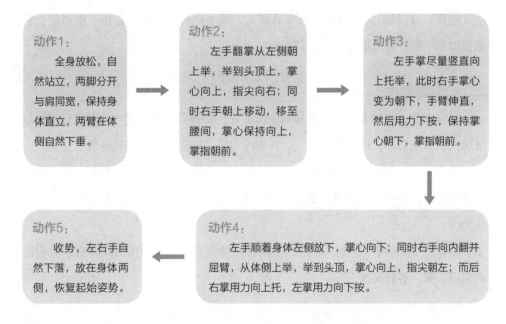

动作1：
全身放松，自然站立，两脚分开与肩同宽，保持身体直立，两臂在体侧自然下垂。

动作2：
左手翻掌从左侧朝上举，举到头顶上，掌心向上，指尖向右；同时右手朝上移动，移至腰间，掌心保持向上，掌指朝前。

动作3：
左手掌尽量竖直向上托举，此时右手掌心变为朝下，手臂伸直，然后用力下按，保持掌心朝下，掌指朝前。

动作4：
左手顺着身体左侧放下，掌心向下；同时右手向内翻并屈臂，从体侧上举，举到头顶，掌心向上，指尖朝左；而后右掌用力向上托，左掌用力向下按。

动作5：
收势，左右手自然下落，放在身体两侧，恢复起始姿势。

# 简单易学的养胃保健操

## 消食减腹操

这套操可以随时随地练习，不仅可以促进消化，防治胃痛、腹泻、便秘等，而且具有健脾胃、疏肝气的功效。

动作1：自然站立，两脚分开与肩同宽，双掌相叠置于腹部，做环形而有节律的抚摩，从胃脘部脐区推擦至小腹部。配合自然呼吸，不可屏气。

动作2：自然站立，两脚分开与肩同宽，左手叠放在右手上，拇指交叉，掌心对准肚脐，先按顺时针方向绕脐揉腹50次，再按逆时针方向绕脐按揉50次。

动作3：自然站立，两脚分开与肩同宽，两手同时用拇指、食指、中指自上腹部提捏至小腹，可边提边抖动，往返5次。

## 松肩调胃操

经常坐着工作的人，双肩容易紧张而上耸，使脾胃之气积滞。这套松肩操可以帮助人们放松肩部，调畅脾胃之气，长期练习还可增进食欲、强壮体魄。

动作1：自然站立，两脚分开与肩同宽，全身放松，两手交叉抱胸。保持两臂交叉的姿势，以右肘尖为笔，横向写"8"字，然后以左肘尖为笔写"8"字，各重复50次。

动作2：两手自然下垂、放松，手指自然伸直，肩膀用力由后向前转，然后由前向后转圈，各转50次。

## 腰部旋转操

这套体操能充分锻炼腰部、腹部的肌肉，加强腹部力量，按摩脏器，促进肠胃蠕动，从而起到防治胃肠疾病的作用。

动作1：
自然站立，双脚分开与肩同宽，放松身体，双臂向前伸直，双手十指交叉。吸气，两臂高举过头，转动手腕，让两手掌心向上，背脊挺直。

动作2：
呼气，身体向前弯曲，使背部与地面平行，两腿和背部成90°，两眼注视双手。

动作3：
下半身保持不动，上身尽量向右侧转动至极限处，保持10秒钟。身体回到中间，然后尽量向左侧转动至极限处，保持10秒钟。

**养胃小贴士**

运动过程中背脊要始终保持挺直，左右转动的动作不要太猛，以免造成运动损伤。

## 坐姿扭腰操

这套体操可以有效锻炼腰部和腹部肌肉，对消化器官进行有效按摩，促进胃肠蠕动，保持胃肠功能的正常。

动作1：坐在椅子上，双脚稍微分开，双肘自然弯曲，双手叉腰，挺直腰背，胸部上提，锁骨向后展开。下半身保持不动，向右扭转腰部，带动上半身向右转，保持腰背部挺直，至极限处保持片刻，还原，然后换方向重复动作。

动作2：双手自然放在身体两侧，下半身保持不动，身体自然向右扭转，保持腰背部挺直；同时，用左手摸右膝盖，右手向身体后方伸展，至极限处保持片刻，还原。然后换方向重复动作。

## 转动回望操

这套操可以缓解腰部疲劳，挤压脏腑，从而起到排出毒素、理顺肠胃的作用，还能帮您纤腰收腹。

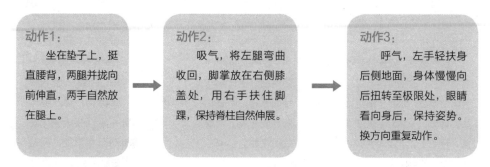

**动作1：**
坐在垫子上，挺直腰背，两腿并拢向前伸直，两手自然放在腿上。

**动作2：**
吸气，将左腿弯曲收回，脚掌放在右侧膝盖处，用右手扶住脚踝，保持脊柱自然伸展。

**动作3：**
呼气，左手轻扶身后侧地面，身体慢慢向后扭转至极限处，眼睛看向身后，保持姿势。换方向重复动作。

### 养胃小贴士

练习时，如果发现保持姿势时腹部胀痛、胃肠痉挛等，要停止练习，做相关专业检查。

## 蛇式扭转操

这套操可以锻炼腹部、腰部，对各脏器有很好的保健按摩作用，可缓解胃肠不适，促进血液循环。

俯卧在垫子上，下颌点地，屈手肘，双手掌心向下置于胸两侧，指尖向前。吸气，依次抬起头、颈、肩、胸、背部，同时慢慢伸直手臂，支撑起身体，平视前方。呼气，将头、颈、肩、背部向左后方扭转至极限处，两眼尽力注视自己的右脚跟，保持姿势10秒钟。吸气，将头、颈、肩、背部转回到中间。呼气，换一侧重复动作。

### 养胃小贴士

运动时手臂应尽量伸直，加大脊柱的伸展，但肚脐要尽量贴地，以加强腹部伸展。

## 猫式伸展操

此套动作能加强胃肠的血液循环，强化胃肠功能，缓解胃痛。

**动作1:**

四肢撑地跪在垫子上，两膝打开与肩同宽，大腿与手臂垂直于地面，脚背绷直贴地。腰背挺直，躯干与地面平行。双掌按地，分开与肩同宽，指尖朝前。

**动作2:**

吸气，背部慢慢向上，臀部自然翘高，腰部微微弯曲，身体成一弧线；同时，抬高头部，脖子拉长，眼睛看向斜上方，大腿与手臂仍垂直于地面。保持姿势5秒钟。

**动作3:**

呼气，将背部收回，慢慢向上拱起，腹部慢慢收紧，脊柱成一拱形；同时，头部向下，眼睛看向大腿处，随着呼气，背部拱到最高处。保持姿势3～5秒钟。

### 养胃小贴士

动作尽量缓慢，随着呼吸节奏进行，拱背时臀部要向内收，背部下沉时臀部要向上翘。

## 三角伸展操

三角伸展操是改善体态的好动作，能有效帮助您塑造美好曲线，还能有效促进血液循环，帮助排毒，养护胃肠。

自然站立，两脚分开两倍于肩宽，脊柱挺直，两手臂平举，掌心向下，呈大字状。吸气，右脚向右旋转90°，使脚尖朝向身体右侧，眼睛看向左手指尖。

呼气，双腿绷直，躯干向右弯曲，右掌贴近右脚背。左臂向上伸展，与右肩成直线，眼睛看向高举的一侧手指，保持姿势30秒。恢复初始动作，换另一侧重复。

### 养胃小贴士

运动中身体要保持在同一平面，上身、腰腹不要前倾后仰，双脚不能离地。

第五章

# 做对小事，养胃需关注细节

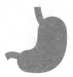

　　现实生活中，很多人都在透支着自己的健康：熬夜加班、过量饮酒、积蓄压力、心情抑郁等。这些行为都会直接或间接地影响胃健康，引发胃病。养胃除了注意饮食、运动，还要关注细节，做对小事。

# 睡得不香，胃也遭殃

不要小瞧睡眠，优质的睡眠可以使人消除疲劳、恢复体力，提高身体的免疫力。现代医学研究发现，每天睡眠充足、睡得好，确实有利于胃健康；反之，睡得不好，胃也会跟着遭殃。

中医认为，疲劳过度会耗气伤脾胃。这一点，古人早就提醒过我们了："劳则耗气""劳倦伤脾""劳役过度，则耗损元气"……然而，很多人由于种种原因不得不推迟睡眠时间，有的甚至通宵熬夜，导致身体得不到充分的休息，从而诱发脾胃疾病。

此外，经临床证实，长期睡眠不足容易导致胃溃疡。睡眠不足会影响人体的内分泌功能，而内分泌与胃有着密切的关系，易使胃液分泌紊乱，损伤胃黏膜，容易引发胃炎、胃溃疡。此外，睡眠不足还会使胃部血流量减少，令胃难以排出过多胃酸，容易引发胃溃疡。由此可见，要想养好脾胃，保证充足的睡眠很重要。

## 合理安排睡眠时间

不同年龄的人对睡眠时间的要求各不相同。一般来说，10～18岁的人群，每天需要8小时的睡眠时间；18～50岁的人群，每天需要7小时的睡眠时间；50～70岁的人群，每天需要5～6小时的睡眠时间。不过，这也不是绝对的，具体的睡眠时间要根据个人的健康状况与睡眠质量而定。

科学研究发现，人的最佳睡眠时间应该是在晚上10点～清晨6点。睡眠时间宜定时、定量。

## 睡前不宜过饱

中医认为"胃不和则卧不安"，晚餐不宜吃得过饱，并且应尽量清淡饮食。吃得过饱会加重脾胃的负担，扰动脾胃的阳气，从而影响睡眠。

## 避免不良刺激

不良刺激不仅会使人的睡眠节奏紊乱，还会使身心处于紧张状态，这都不利于胃健康。因此，睡前要避免不良刺激，比如，刺激性食物、饮料（如咖啡），以及不良情绪刺激。

### 听听音乐来助眠

美妙的音乐对人是一种良性刺激，不仅能够促进人体血液循环，还能增加胃肠蠕动和消化液分泌，有利于新陈代谢。睡前适当听些柔和、悠扬的音乐，能缓解人紧张的神经，有助于人们提前进入睡眠状态，对消化食物也非常有益处。古典音乐等都是不错的选择。

### 避免贪睡

临床证实，当人们经过一个晚上，腹中空空，已出现明显饥饿感，胃肠道准备接纳、消化食物而分泌各种消化液时，赖床不起势必会打乱胃肠功能规律。长此以往，胃肠黏膜将遭到损害，易诱发胃炎、胃溃疡及消化不良等疾病。

**养胃小贴士**

入睡前喝牛奶有利于睡眠，因为牛奶中含有一种能使人产生疲倦欲睡感的物质，还含有微量吗啡类物质，这些物质都有一定的镇静催眠作用。

# 睡姿也关系到胃健康

不良的睡姿会损害胃健康，还会引起或加重胃病。比如，左侧卧时，双腿微曲，虽有利于身体放松、消除疲劳，但心脏位于胸腔偏左，胃通向十二指肠、小肠通向大肠的出口也都在左侧。左侧卧位不仅会挤压心脏，而且胃肠也会受到压迫，使胃排空减慢。

有的人睡觉时喜欢将双臂上举或枕于头下，这样会使膈肌抬高，胃内压力随之增加，使胃液逆流而上，在无形中会影响睡眠质量和胃的健康。

另外，有的上班族午饭后习惯趴在桌子上睡一会儿。专家提醒，睡午觉时最好不要趴着睡，长期趴着睡容易得慢性胃炎。因为刚吃完午饭就趴在桌上睡觉，胃部被压迫，容易造成胃胀气，降低了胃消化食物的能力。为了胃健康，上班族可以靠在椅背上午睡，最好准备一个U形枕垫在颈后，伸展膝盖，脚最好放在一个较低的台子上。

因此，要想养好胃，就要重视自己的睡姿，别让那些不起眼的不良睡姿影响了胃健康。

# 正确饮水，调养脾胃促健康

饮水看起来是件再平常不过的事，其中却蕴含了许多学问。我们应该如何正确饮水呢？

## 喝什么水

平时喝水，以白开水为好。喝时，水温以20 ~ 25℃比较适宜。如果有上火的症状，建议喝一杯含10 ~ 20毫升蜂蜜的水，喝淡盐水也是不错的选择。

| 种　类 | 好　　处 | 适宜人群 |
| --- | --- | --- |
| 白开水 | 有效补充水分，促进血液循环，稀释血液黏稠度，避免引发血栓 | 适合所有人 |
| 蜂蜜水 | 清热解毒，可以润滑、刺激肠道，缓解便秘，还可以舒缓情绪、帮助入睡 | 适合上火、习惯性便秘的人 |
| 淡盐水 | 帮助清理肠道，排出毒素，还有助于减轻咽部炎症，消除红肿 | 适合上火的年轻人 |

## 主动喝水

许多人都是在感到口渴时才想起来要喝水，其实这种做法是不科学的。研究发现，当人体丢失2%体重的水分时，人才会感到口渴，此时人体已经处于轻度脱水状态。因此，不要等到口渴才喝水，而应该适时主动补充水分。

### 小口慢喝

有些人喝水又急又快，常常一口气把整杯水灌进肚里，这种习惯是伤胃的。喝水太快、太急，无形中会把很多空气一起吞咽下去，造成胃肠负担过重，进而引起打嗝、腹胀、腹痛等症。

### 早起一杯水

早晨起床后饮一杯水，可以补充夜晚流失的水分，促进人体肠胃蠕动；还可以增加食欲，促进食物的消化和吸收，预防消化不良。

### 饭前巧补水

饭前半个小时饮水，既能避免冲淡消化液，也能保证吃饭时胃能分泌足够的消化液，调动食欲，促进消化吸收。另外，饭前空腹喝水，水能被迅速地吸收进入血液，从而保证全身细胞的含水量，避免吃饭时摄入盐分过多引起口渴。

### 避免喝生水

生水中含有对人体有害的微生物等，人饮用后容易患上急性胃肠炎、痢疾等消化道传染疾病。如果把水煮开，就可以杀死大部分细菌病毒，水中的氯气及一些有害物质也会被蒸发掉，同时还能保留水中的营养物质。

## 饭后别做这些伤胃的事

很多人养胃都注重三餐如何吃、吃什么，殊不知，一些饭后的不当行为习惯也会伤害胃，诱发胃部疾病。因此，专家建议，饭后别做以下这些伤胃的事。

### 立刻睡觉

如果饭后马上睡觉，会导致消化液的分泌减少、肠道蠕动减慢，不能使食物被充分消化吸收，久而久之还易引发胃病、肠炎等疾病。

### 急于吸烟

我们经常听到这样的说法："饭后一支烟，赛过活神仙。"其实，饭后急于吸烟，中毒量会增加到平时的10倍！饭后，肠胃蠕动加强，血液循环加快，人更容易吸收烟中有害物质，从而损害健康。饭后立即吸烟，还会促进胆汁分泌，抑制蛋白酶分泌，进而导致胆汁性胃炎等病症。

### 马上洗澡

吃饱后洗澡，会使本应分配到胃部的血液流向皮肤和四肢，影响食物的消化吸收，损伤肠胃。因此，最好吃完饭休息一两个小时后再洗澡。

### 放松皮带

有的人吃完会习惯性地松松皮带，让肚子舒展开，缓解饱胀感，这种习惯很容易伤害胃部。松皮带后，会破坏腹腔内压平衡，胃部不断下降，久而久之容易导致胃下垂。因此，最好只吃七分饱。如果饭后腹部胀满难受，可通过平躺、慢走、按摩腹部等方式来缓解。

### 饭后喝水

饭后饮水会稀释胃液，使胃中的食物尚未完全消化就进入小肠，不仅不利于人体吸收营养，而且会削弱胃的消化能力，易引发胃肠疾病。此外，饭后也不宜喝汽水或茶水。这两者除了会稀释消化液，汽水中产生的二氧化碳会增加胃内压，导致胃急性扩张；茶水中则含有大量的鞣酸，能与食物中的蛋白质结合形成沉淀，影响蛋白质的吸收；浓茶还会影响肠胃对铁元素的吸收，易诱发贫血。

### 饭后吃冷饮

饭后吃冷饮会对消化道产生很强的冷刺激，引起消化道强烈的蠕动，容易引发腹痛、腹泻。此外，食用温热的饭菜后立即食用冷饮，冷热的强烈刺激会使胃部血管突然收缩，久而久之容易导致胃的消化功能失调，造成消化不良或其他肠胃病。

### 饭后立即大便

有的人有饭后大便的习惯，其实这对人体健康也十分不利。如果胃中有很多未被消化的食物，大便时腹腔压力骤然增大，易使胃酸、消化酶等反流至食管，易形成反流性食管溃疡。另外，饭后立即大便，还易造成幽门平滑肌功能紊乱、胆汁反流，导致胃黏膜充血、水肿、发炎。

# 经常喝酒的人该如何养胃

少量饮酒有活血、化瘀、暖身的功效，但如果经常过量喝酒，不仅伤肝，对胃的伤害也很大。正如《本草纲目》中所说："少饮则活血行气，壮神御风，消愁遣兴；痛饮则伤神耗血，损胃亡精，生痰动火。"

现代医学研究发现，经常饮酒会让高浓度的乙醇在胃内停留，与胃及十二指肠黏膜直接接触，从而溶解黏液和生物膜，导致黏液变薄，黏膜上皮细胞坏死脱落，微血管内皮损伤、栓塞，从而引起胃黏膜糜烂或形成溃疡。

因此，专家提醒，为了不伤胃，平时最好不要饮酒；但是很多人迫于应酬不得不喝酒，那么该如何养胃，避免酒精伤胃呢？

### 控制饮酒量

中国营养学会建议，成年人适量饮酒的限量值为：成年男性一天饮用酒的酒精量不超过25克，成年女性一天饮用酒的酒精量不超过15克。

酒精换算表

| 酒 类 | 25克酒精 | 15克酒精 |
| --- | --- | --- |
| 啤酒 | 750毫升 | 450毫升 |
| 葡萄酒 | 250毫升 | 150毫升 |
| 38° 白酒 | 75克 | 45克 |
| 52° 白酒 | 50克 | 30克 |

## 不空腹饮酒

空腹喝酒对胃肠道伤害大，容易引起胃出血、胃溃疡。因此，喝酒前要吃些东西，如水果等，这些食物可以在消化系统中形成一种"保护"，避免酒精渗透胃壁。

## 饮酒不宜快

肝脏分解酒精的能力大约是每小时10毫升，因此，饮酒时要尽量放慢速度，一定不能喝得过快、过猛。

## 选择最佳佐菜

饮酒时选择理想的佐菜，既可饱口福，又可减少酒精对胃和肝脏的危害。相比较而言，饮酒时的最佳佐菜是富含蛋白质和维生素的食物，如新鲜蔬菜、鱼、瘦肉、豆类、蛋类等。

## 酒后大量饮水

酒后最好多喝一些白开水，这样可以稀释酒精的浓度，起到保护胃的作用。另外，饮酒后喝点蜂蜜水，也可以促进人体对酒精的分解吸收，能减轻头痛症状。

## 酒后注意饮食

酒后吃些容易消化的食物，如面条、米粥等，或者喝些加入砂糖或蜂蜜的牛奶，保护胃黏膜。

---

### 七种最解酒的食物

1. **蜂蜜水**：酒前或酒后喝杯蜂蜜水，可以促进酒精的分解和吸收。

2. **香蕉**：含有丰富的钾和果糖，有助于人体更快地清理酒精。

3. **汤**：汤中的盐和钾有助于补充体内电解质，缓解酒后脱水。

4. **柿子**：名曰"天然醒酒药"，古时就被用来防醉和消除宿醉。

5. **鸡蛋**：富含半胱氨酸，具有解毒的作用。

6. **生姜**：可刺激和恢复消化系统，缓解便秘。

7. **番茄汁**：补充糖分，减轻醉酒后头痛等不适感。

# 脾胃不好的人，能喝茶吗

茶是一种天然、健康的传统饮料，可以醒脑解乏、杀菌消炎、降脂减肥等。那么，脾胃不好的人能喝茶吗？

专家提醒，脾胃不好的人喝茶有讲究，最好选择温和的发酵茶，如红茶和普洱茶，而不宜选择绿茶。

**红茶**：有暖胃养胃、消食化积、调理肠胃的功效，很适合胃病患者饮用。因为红茶经过发酵，刺激性较弱，生成的氧化产物能够促进人体消化。脾胃虚寒的人喝红茶时加点红糖，有暖胃驱寒的作用；脾胃虚弱的人喝红茶时加点牛奶，有温胃消炎的作用，可以保护胃黏膜。

*TIP：红茶虽然可以养胃，但不适合放凉后饮用，这样会影响暖胃效果，还可能因为放置时间过长而降低红茶中的营养含量。*

**普洱茶**：茶性温和，有暖胃驱寒、消食去腻、养胃护胃的功效。《本草纲目拾遗》中记载："普洱茶性温无毒，能消食清胃、化痰生津、下气通泄、醒酒、解油腻……"现代医学研究也发现，普洱茶对胃肠不产生刺激作用，进入胃肠后会形成附着于胃表层的保护膜，对胃有保护作用。

*TIP：普洱茶分为生茶和熟茶，制作工艺不一样。熟普洱茶经发酵处理，茶性是温热的，所以养胃；而生普洱茶茶性微寒，胃寒的人不宜饮用。*

**绿茶**：绿茶有很好的养生功效，但脾胃不好的人不宜饮用。绿茶没有经过发酵，较多地保留了鲜叶内的天然物质，其中的茶多酚容易对胃产生刺激；再加上其性寒凉，胃寒或胃痛的人要少喝。

可见，脾胃不好的人喝茶有诸多讲究，不可盲目乱喝。此外，为了保护脾胃，不管喝什么茶，我们都要注意以下几点。

### 不宜太浓

不只是脾胃不好的人，我们每个人都不宜喝太浓的茶。每次喝茶放大约3克茶叶即可，这样口感佳，对胃的养护作用也好。口味淡者可放得更少些。此外，茶叶每天最佳饮用量为10克左右，不宜太多。

### 不要喝太热的茶

很多人喜欢喝热茶，但是太烫的茶水会伤害食管和胃黏膜。

### 不要用保温杯泡茶

保温杯密封性非常好，茶叶处在高温密闭环境中会营养流失，茶叶中的有益成分还有可能挥发或者发生变化，导致有害物质增加。因此，尽量不要使用保温杯泡茶。

### 饭前饭后不宜饮茶

空腹饮茶容易刺激胃液分泌，造成胃部不适；而在饭后马上饮茶，则不利于食物的消化吸收，建议在饭后半小时再饮茶。

### 不喝隔夜茶

茶最好现泡现喝，因为隔夜茶容易变质，被细菌污染，会影响身体健康。

### 保持茶具的清洁

经常喝茶的茶杯内壁往往会长出一层茶垢。茶垢含有镉、铅、铁、砷、汞等多种金属物质，在泡茶饮茶时进入身体的话，会与食物中的蛋白质、脂肪和维生素等结合生成难溶的沉淀，阻碍营养的吸收。

**养胃小贴士**

胃溃疡患者不宜饮茶，因为茶中的茶碱会使胃壁细胞分泌大量胃酸，增加对溃疡面的刺激，从而影响溃疡面的愈合。缺铁性贫血者也不宜饮茶，因为茶中的茶多酚、鞣酸等物质会与食物中的铁发生反应，形成人体无法吸收的沉淀物，从而加重病情。

# 减肥不当，容易减去胃健康

肥胖，不仅影响人的形体美，也是影响身体健康的"杀手"。现在越来越多的人加入了减肥的行列，并且为了减肥使出浑身解数，如节食减肥、运动减肥、吃减肥药、针灸拔罐减肥等。专家提醒，减肥不当也影响健康，尤其容易损害胃健康。

### 过度节食

节食会带来胃肠功能紊乱，严重损害身体健康，可能使人出现呕吐、便秘甚至闭经的症状。如果胃内没有可供消化的食物，在胃酸的强烈刺激下，可能导致慢性胃炎甚至胃溃疡。

### 吃减肥药

有些人是通过药物来减肥的，而多数减肥药对胃都有伤害，长期服用其副作用会更加明显。减肥茶含有番泻叶的话，长期食用还有癌变的可能！因此，打算用药物来减肥的朋友一定要慎重。

### 饭后立即运动

有些人吃完饭就急着去运动，认为这样可以减肥，这是不科学的。人在运动的时候，血液会流向四肢，刚吃完饭就运动很容易造成胃部供血不足，从而导致消化不良。

那么，如何减肥才能既减去多余的肉又不损害健康呢？

减肥要保证脾胃功能正常，然后采用科学的减肥方法。科学减肥首先要培养健康、合理的饮食习惯，三餐要定时定量，并保证营养均衡。此外，坚持科学的体育锻炼，不妨多选择一些慢速的有氧运动，这样有助于燃烧体内多余的脂肪，让身体轻松起来。

# 想要养胃，好心情很重要

很多人有过这样的经历：一有烦心事就没有胃口，吃不下饭，而心情高兴时就会胃口大开，即使粗茶淡饭也能吃得津津有味。可见，心情和胃功能也有关系。

从中医角度来说，人的心情不好，如郁闷、烦躁等，属于肝气郁结，肝郁气滞会影响到胃气的升降，从而使胃的受纳、吸收和排空及脾的运化功能受到影响，导致许多胃病的产生。

现代医学研究也表明，当人感觉气愤、紧张、害怕、焦虑时，会促进消化液的分泌，使胃酸增加，容易出现泛酸、胃炎、胃溃疡等疾病。当人出现抑郁、悲伤、失望等情绪时，消化液的分泌量减少，胃酸下降，容易出现食欲不振、消化不良、嗳气、恶心等症状。

现代社会生活节奏快，竞争激烈，越来越多的人情绪不稳定，再加上饮食不当、缺乏锻炼等，患胃病的概率越来越高。因此，为了胃健康，我们要保持好心情。

## 转移注意力

当出现不良情绪时，不妨转移一下自己的注意力，做一些自己感兴趣、令自己愉悦的事情，使紧绷的神经放松下来，缓解消极的情绪。

## 找人倾诉

将不愉快的事情憋在心里，会加重不良的情绪，增加心理负担。找人倾诉一下，将不良的情绪宣泄出来，即使问题没有得到解决，心情往往也会变得舒畅一些。

## 听听音乐

优美舒缓的音乐能帮助人疏导不良情绪，使人产生积极、愉悦的情绪。当出现紧张、焦虑等情绪时，不妨听听曲调优美、安静的歌曲，可安神宁心；当生气、郁闷时，可以听听曲调高昂、响亮的歌曲，可缓解郁闷、开畅胸怀。

## 适当宣泄

出现不良情绪后，千万不能压抑自己，长期压抑情绪容易使胃肠功能紊乱。我们可以通过哭泣、画画、跳舞、写日记等方式来宣泄。

**养胃小贴士**

当人遇到不顺心的事情时，经常做的动作就是拍打胸口。两乳中间是膻中穴，膻中穴是心包经上的穴位。心包经主管情绪，按摩、拍打心包经可解郁除烦。

第六章

# 四季不同，养胃各有侧重

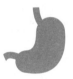

　　中医讲究季节养生，因为胃等脏腑器官的功能活动、气血运行特点都与四季的变化息息相关。不同的季节，气候特点不同，养胃的侧重点自然也有所不同。要想养好胃，我们就要顺从自然界的变化，随季节变化相应地调整养胃措施。

# 【春季·养胃】

中医认为，春季属"木"，与人体"肝"对应。肝克脾，肝气易犯脾胃，例如，当肝气不舒、气机不畅时，会克制脾的运化功能，导致胃中的食物不能很好地被疏通，容易引发胃痛；当肝气横逆于脾土时，会导致脾气虚弱；而当肝胃不和，胃气上升时，则会令人产生泛酸、烧心感。

再者，春暖花开，万物生发，但仍属乍暖还寒之时，风多且大，稍不注意寒邪就容易侵入人体。寒邪为阴邪，易损伤胃腑阳气，使胃肠产生不适。因此，春季我们应多关心一下自己的胃，根据气候特点做好胃的保护工作。

## "春捂"养胃进行时

中医养生讲究"春捂秋冻"，"春捂"就是早春的时候不要急着脱掉冬装换春装，以防身体受寒。《寿亲养老新书》说过："春季天气渐暖，衣服宜渐减，不可顿减，使人受寒。"大多数人在冬天都会做好保暖工作，平时注意增加衣物，饮用热水；而到了春季，随着气温的回升，很多人就忽视了保暖。春季不注意保暖，是很容易导致胃部受伤的。

胃是非常敏感的器官，春季乍暖还寒，昼夜温差大，人体受寒后，毛细血管收缩，血液循环减慢，血管分布密集的胃部也会受到影响，导致胃内血流下降，引起胃痛、消化不良等。寒冷的刺激还会引起人体交感神经功能的紊乱，从而打破胃肠蠕动规律，导致旧病复发或引发新的胃病。

因此，春季养胃要适当地"春捂"，穿着宜偏暖些，衣服要渐渐减少，要防止腹部受凉，根据气温变化及时添减衣物。夜晚睡觉的时候也要盖好被子，以防腹部过度受凉，引起胃部不适，或者加重胃病。

"春捂"要利用气象信息未雨绸缪，及早添衣，而不要凭着自己的感觉去"捂"。其实，身体对寒冷的感觉常常滞后，等到觉得冷了再想"捂"时，致病的寒邪可能已侵入人体。

## 春季慎防这些肠胃病

春季气温变化不定，各种细菌也随之活跃，如饮食起居不当，就更加容易导致胃肠疾病的发生。下面列举几种春季较常发生的胃肠疾病，提醒大家注意预防。

### 急性肠胃炎

春季气温开始回暖，随着气温的升高，各种病原微生物也开始繁殖活跃，导致食物很快就会腐败、变质。急性肠胃炎的发生，多源于吃了不干净的东西，从而出现恶心呕吐、腹痛腹泻甚至发热、浑身不适等症状。另外，胃肠功能不好、体内气血失和的人，如果不注意饮食，更易受外邪影响而诱发急性肠胃炎。

### 胃肠型感冒

春季气候多变，稍不注意就会被感冒"偷袭"。胃肠型感冒就是其中的一种，消化道功能较弱的人尤其易受侵袭。感染胃肠型感冒后，除有咳嗽、流涕、发烧等常见的感冒症状外，还会有食欲减退、恶心、呕吐、腹痛、腹泻等临床表现。

### 胃病复发

患有慢性胃炎、胃溃疡、十二指肠溃疡等病的人，受到天气时冷时热的影响，胃酸分泌常会异常增多，更易导致胃病复发。

了解了上述常见的胃肠疾病之后，我们在春季就需要合理调配饮食，注意保暖，坚持锻炼，以减小胃肠疾病发病的概率。

# 春季养胃宜"多甘少酸"

"多甘少酸"是春季养胃的饮食原则。唐代著名医学家孙思邈在《千金方》中曾指出，春天饮食应"省酸增甘，以养脾气"。也就是说，春天要少吃点酸味的食物而多吃点甘味的食物，以补益人体的脾胃之气。

春季很容易肝气过旺，对脾胃产生不良影响。"甘入脾"，甘味食物能滋补脾胃；而"酸入肝"，酸味食物有收敛、固涩等功效，多吃不利于春天阳气的生发和肝气的疏泄，会使本来就偏旺的肝气更旺，对脾胃造成伤害。

因此，春季养胃，我们要少吃酸味食物，如番茄、梅子、醋、赤小豆、柠檬等，多吃甘味食物。需要注意的是，甘味食物不同于甜味食物，"甘"是中药"五味"中的一味，甘味食物不仅指食物的口感有点甜，更重要的是要有善润燥、益脾胃的特点。

养胃的甘味食物，首选山药、红枣。除此之外，甘味的食物还有大米、小米、糯米、高粱、黄豆、卷心菜、菠菜、胡萝卜、芋头、红薯、土豆、南瓜、香菇、桂圆、板栗等。另外，春天乍暖还寒，应多吃韭菜、大蒜、洋葱、香菜、生姜、葱等食物，既可以驱寒暖胃，又能抑病杀菌。

我们可以根据自己的口味来选择这些食物，并可自由搭配，做成美味的养胃佳肴。

# 春季饮食应注意"四多四少"

春天新陈代谢旺盛，饮食宜甘而温，以健脾扶阳为原则，忌油腻生冷，尤不宜多进食大辛大热之品。具体来说，春季养胃在饮食上应注意"四多四少"。

## 多主少副

碳水化合物食物易于人体消化吸收，能转换为热量供给身体所需。相比大鱼大肉，这类食物可减轻肠胃负担，保护肠胃。

## 多奶少肉

牛奶营养丰富，易于消化吸收，能满足人体营养所需。肉类虽然能为人体补充蛋白质，但油脂含量较高，吃多了还容易导致消化不良、腹胀、便秘等问题。

## 多水少油

春季天气干燥，适宜适当增加饮水量，保证人体内津液充足，保持肠道润滑，预防便秘。春季人体肠胃比较虚弱，应减少油脂的摄入，饮食宜清淡，以免加重肠胃负担。

## 多彩少单

中医认为，不同颜色和口味的食物可滋养不同的脏器，如心爱红、苦，肝喜绿、酸等。多吃五颜六色的食物可满足各个脏器的需要，增强身体抵抗力。

### 养胃小贴士

春季气温升高，各种细菌、病毒繁殖较快，如果饮食不洁，很容易病从口入，危害胃肠健康。因此，春季饮食要注意卫生，以免引发腹泻、呕吐等。

# 春季养胃食谱推荐

### 栗枣大麦粥

原料：板栗6颗，红枣8颗，大麦仁40克，糯米60克。

调料：白糖适量。

做法：

1. 大麦仁、糯米分别洗净，用清水浸泡30分钟。

2. 板栗去壳、洗净，与洗净的红枣一起放入锅中。

3. 锅中再加适量清水，放入大麦仁、糯米及浸泡的水一起煮粥，大火煮沸后改小火煮至粥熟，加少许白糖调味即可。

### 莲子红枣粥

原料：红枣8颗，莲子30克，大米100克。

调料：白糖适量。

做法：

1. 红枣去核、洗净，莲子去心、洗净，大米洗净并用清水浸泡半个小时。

2. 锅中加适量清水，放入大米及泡米的水、红枣、莲子一起煮粥。

3. 煮至粥熟，加适量白糖调味即可。

### 姜葱糯米粥

原料：糯米50克，葱白15克，生姜6克。

调料：盐适量。

做法：

1. 糯米洗净，清水浸泡4小时；生姜洗净，去皮切末；葱白洗净，切末。

2. 锅中加适量水，放入糯米和生姜末，大火烧沸后转小火熬煮，直至粥成。

3. 将葱白末放入粥内，再煮2～3分钟，加盐调味后即可食用。

### 高粱小米豆浆

原料：黄豆50克，高粱、小米各25克。

调料：白糖适量。

做法：

1. 黄豆浸泡10 ～ 12小时，洗净；高粱、小米浸泡2小时左右，洗净。

2. 将所有食材放入豆浆机，加清水到上、下水位线之间，接通电源，选择按下"豆浆"启动键，20分钟左右豆浆即可做好。

3. 将煮好的豆浆用滤网过滤、去渣，加少许白糖调味即可。

### 白果莲子甜汤

原料：白果仁80克，莲子150克。

调料：冰糖适量。

做法：

1. 白果仁洗净；莲子去心、洗净，用温水浸泡片刻。

2. 锅中加适量清水，放入莲子，大火煮沸后改小火炖至莲子七成熟。

3. 放入白果仁继续炖煮，最后加适量冰糖调味即可。

### 蒸煮洋葱

原料：洋葱半个，香菇2朵，香芹碎少许。

调料：橄榄油、盐各适量。

做法：

1. 洋葱去表皮、洗净，切十字花刀，放入沸水中煮至断生。

2. 香菇去蒂、洗净，焯水后切碎；香芹碎焯水后放凉。

3. 将洋葱捞出，放入盘中，撒上香芹碎，点缀香菇碎，加橄榄油、盐调味，吃时拌匀即可。

### 韭菜烧平菇

原料：平菇400克，韭菜100克。

调料：水淀粉、植物油、酱油、盐、料酒各适量。

做法：

1. 平菇去根洗净，切成片；韭菜洗净，切成段。

2. 锅中加适量清水煮沸，下平菇焯水，捞出沥干。

3. 锅入油烧热，下平菇稍炒，加适量清水、料酒、酱油、盐，大火煮沸后改小火慢烧。

4. 等平菇熟后加韭菜段稍烧，用水淀粉勾芡即可。

**芋头烧排骨**

原料：排骨200克，芋头300克。

调料：葱段、姜片、鸡精、酱油、料酒、香油、白糖、八角、花生油、盐各适量。

做法：

1. 排骨洗净，斩段，放入沸水锅中汆至六成熟时捞出；芋头去皮洗净，修成球形。

2. 锅中放油烧热，放白糖炒至变色，放入排骨，加酱油、料酒、葱段、姜片、八角煸炒。

3. 加适量水，放入盐、芋头，炖至熟软时加鸡精、淋香油即可。

# 【夏季·养胃】

夏季气候炎热且多雨潮湿，特别是农历六月，也就是夏季的最后一个月，又称长夏。

中医认为，长夏与脾相应，也就是说，这段时间与人体脾胃关系最密切，此时最适宜养脾胃。脾的特点是"喜燥而恶湿"，如果脾受湿气打扰，就会导致脾气不畅、饮食运化失常，使人出现胃脘痛、食欲差、消化不良等症，甚至出现胃肠炎等疾病。

另外，夏季阳气盛于外，阴气居于内，稍有不慎即可导致腹痛、吐泻；天气炎热，加之冷饮和食物易受苍蝇等污染，人们更容易患上肠胃病。因此，夏季我们更要注重保养脾胃。

## 炎炎夏日，贪凉会伤胃

炎热的夏季，很多人都喜欢吃点冰凉的东西来解暑，如冰镇饮料、啤酒、西瓜或冰激凌等，吃起来固然让人感觉舒爽，但过量食用会伤胃。

冷饮或凉食，进入胃肠道后会刺激胃肠道内血管骤然收缩、血流量减少，使人出现腹痛、腹泻等症状。冰冷的刺激还会影响消化液的分泌和肠道的蠕动，易使人体肠胃功能紊乱。

冰激凌等冷饮中含有大量糖分，会抑制肠胃蠕动，增加产气量，使人产生饱胀感，易引起食欲不振。啤酒和含气的饮料中则含有大量的二氧化碳，容易引起急性胃扩张，使胃壁的血液循环变差。

因此，夏季即使再热，我们也不应过量食用冰凉的食物。

《黄帝内经》里说"防因暑取凉"，就是告诫人们在炎热的夏天，解暑的同时一定要注意保护体内的阳气，避免外邪侵袭。夏季不能只顾眼前舒服，过于避热趋凉，将空调温度调得过低、露天乘凉过夜、光着上身睡觉、冲凉水澡等，这些行为都很容易使腹部受凉，刺激胃肠道内血管收缩从而引起腹痛。

## 穿露脐短装易致胃病

俗话说"十个胃病九个寒"，胃是对寒冷非常敏感的器官。胃一旦受寒，会使肠胃的功能受到损害，引起胃胀、胃痛、呕吐等；特别是一些胃病患者，一旦胃部着凉，很容易旧病复发。

在炎热的夏季，很多年轻女性喜欢穿露脐装，显露出小蛮腰，觉得这样既漂亮又性感。殊不知，这样很容易使胃部受凉，导致胃病。

中医称肚脐为"神阙"或"脐中"，它既是重要的穴位，也是人体的薄弱部位。因为肚脐皮下没有脂肪，对外部刺激特别敏感，易被寒邪侵袭；而夏季湿邪较盛，如不加以保护，病邪就会由此侵入人体而引发疾病。穿露脐装时腰腹部裸露，进入有空调的场所时若不及时增加衣服，就会使腹部受凉，引起胃肠功能的紊乱，从而出现呕吐、腹痛、腹泻等消化系统疾病，甚至会引起胃痉挛。

因此，专家建议女性在夏日应少穿露脐短装，尤其是早、晚天气较凉爽或阴雨天气温较低时，以免引起胃部不适。

> **夏季这样来护好脐部**
> 1. 电扇、空调的凉风不要正对着脐部吹。
> 2. 睡眠时不要裸露脐部，可在腹部盖上小毯子。
> 3. 每天用温热的清水擦洗脐部，清除污垢，防止病菌滋生。
> 4. 穿露脐装骑摩托车或自行车时车速不宜太快。
> 5. 月经期一定不要穿低腰裤和露脐短装，以免寒气入侵。

# 夏季胃口不好怎么办

夏季人们出汗较多，容易引起体内的水盐代谢失调，使血液中的氯离子减少，导致形成的胃酸也减少；而身体散热时血液多集中于体表，导致胃肠道供血量减少，加之身体温度过高也会使体内消化酶的活性降低，从而使人的食欲降低。

有关研究发现，气温升高，人体所需的热量就会减少，人就不易感觉到饿。还有的人在夏季喜欢喝含糖的饮料，糖分容易被人体吸收，使人产生饱腹感，从而抑制食欲。

那么，夏季该如何促进食欲呢？

### 饭前一杯水
吃饭前半小时喝一小杯温开水，能加快肠胃蠕动，促进胃排空，还可避免肠胃出现脱水现象。

### 补充维生素C
夏季可自制凤梨汁、番茄汁、芹菜汁等富含维生素C的蔬果汁，在补充维生素C的同时还可补充水分。

### 补充B族维生素
维生素$B_1$起着将食物中的碳水化合物转化为葡萄糖的作用，缺乏维生素$B_1$易使人体内热量不足，使人无精打采；维生素$B_2$则能帮助人体将蛋白质、碳水化合物、脂肪中的热量释放出来；维生素$B_3$也参与人体内碳水化合物的新陈代谢，缺乏时人容易表现出不安、易怒、烦躁、焦虑等情绪。由此可见，B族维生素对人体健康十分重要。夏季人体大量出汗，会带走B族维生素，因此人们要多吃富含B族维生素的食物。富含维生素$B_1$的食物有黄豆、糙米、小麦胚芽；富含维生素$B_2$的食物有牛奶、菜花、菠菜等；富含维生素$B_3$的食物有青花鱼、旗鱼、鸡肉、牛奶等。

# 冰箱使用不当易致胃病

夏季很多人会依赖冰箱，认为把食物放入冰箱就万无一失了。其实，冰箱并非"保险箱"，虽然能使食物保鲜，但不能"保险"。如果不定期清洁冰箱或用冰箱储存食物时间过长，各类细菌尤其是大肠杆菌就容易滋生；若取出食物后立即食用，细菌就容易侵入人体，引发胃肠病。

因此，夏季一定要正确使用冰箱，以防胃病的发生。

### 清洗消毒

冰箱本身也容易被细菌污染，进而污染食物，因此要定期清洗、消毒，最好隔一个月就清洗一次，尤其是冰箱的封胶带和轨道防滑条。清洁后应将冰箱擦干，避免冰箱内水分过多而潮湿。

### 分类存放

生、熟食品要分开存放，最好用保鲜膜包好，避免食品交叉污染；这样做还能防止食物因水分蒸发而出现干缩现象。要定期检查冰箱中食品的质量，发现有变质迹象要马上处理。

### 正确放置

冰箱一般分为冷冻室、宽幅变温室、冷藏室。冷冻室的温度在-18℃以下，能将食物冻住，可保持食物新鲜，适宜存放海鲜、贝类等食物；宽幅变温室温度为-12 ~ 10℃，适宜存放随时准备食用的鱼、肉等食物；冷藏室的温度为0 ~ 10℃，湿度较好，适宜存放蔬菜、水果等食物。

### 别存放过久

食物放入冰箱后，并不能杀死全部细菌，只是细菌的增殖速度减慢，因此，冰箱存放食物的时间不宜过长。一般存放蔬菜不宜超过3天，肉类不宜超过2天，鸡蛋、牛奶等食物则应在保质期内食用。

### 加热后再食用

刚从冰箱取出的食物温度过低，立即食用容易引起胃肠道血管收缩，导致腹痛、腹泻等。因此，从冰箱中取出的食物最好加热一下再食用，不能加热的食物最好在室温下放置一段时间后再食用。

## 夏季养胃六要点

### 饮食调节

夏天人体消化功能较弱，饮食调养应着眼于清热消暑，宜选清淡爽口、少油腻、易消化的食物，并适当吃些西瓜、喝些绿豆汁及赤豆汤等清暑解渴之品。注意饮食卫生，不吃腐败变质的食物，不喝生水，生吃的蔬菜、瓜果一定要洗干净。

### 适量吃点"苦"

夏季天气炎热，吃些苦味食物能泻心火，可清心除烦、消暑清热，还能增进食欲、促进消化、促进排毒。因此，我们不妨适当吃点苦瓜、莴笋、芦笋、油麦菜等苦味食物。需要注意的是，过量食用苦味食物，则易损伤脾胃，严重的还可使人出现恶心、呕吐、腹泻等不良反应。

### 适度运动

夏季若经常锻炼，可增强人体胃肠功能，降低慢性胃炎的发病率。最好在清晨或傍晚天气凉爽时进行室外运动，散步、游泳、瑜伽、太极拳等轻运动都比较适合夏季进行。

### 避免多汗

中医认为"汗为心之液"，夏季是多汗季节，出汗多不仅容易导致气血两伤、心失所养；还会影响脾胃功能，导致脾胃虚寒。爱出汗的人们要注意补充盐分，可以适当地喝点淡盐水，并要避免剧烈运动，运动出汗以微汗为宜。此外，大汗之后应及时擦去汗液、更换衣物，避免受风着凉。

### 注意防湿

夏季雨水较多，湿邪很重，容易损伤脾胃的阳气，引发胃肠病。我们应注意防湿，尤其淋雨、涉水后要及时擦干身体，更衣保暖；不要在游泳池或浴池内长时间浸泡、洗浴，不可久居湿地，工作、生活环境要保持良好的通风。

### 调节情绪

夏季天气炎热，人们难免会感觉烦躁，而情绪不佳时人体胃液分泌会减少，人容易出现食欲减退、消化不良等症状。夏季宜静下心来，做一些自己感兴趣的事情，避免处于焦躁、烦闷的状态；应尽可能地放松身心，使肠胃发挥正常功能。如条件允许，可外出旅游，消夏避暑，既锻炼身体，又使人心旷神怡。

## 夏季养胃食谱推荐

### 菠萝芹菜汁

原料：菠萝100克，芹菜50克，苹果1/2个，香菜30克，柠檬1/6个。

调料：蜂蜜适量。

做法：

1.将菠萝、苹果洗净，去皮，切块；柠檬去皮，切片。

2.将苹果、菠萝、柠檬一起放入全自动果汁机，再加入适量凉开水，榨成鲜汁。

3. 芹菜、香菜择洗干净，切小段，放入打好的鲜汁中一起打成果蔬汁，加入蜂蜜调味即可。

### 胡萝卜橙汁

原料：胡萝卜1根，芹菜1/2根，橙子2个。

调料：蜂蜜适量。

做法：

1. 胡萝卜放入清水中洗净，去皮，切成小方块；芹菜择去芹菜叶，洗净，切成小段；橙子洗净，剥去外皮，切成小块。

2. 将胡萝卜、芹菜、橙子放入榨汁机中，倒入适量凉开水，榨成果蔬汁，过滤、去渣。

3. 在榨好的果蔬汁中加入适量蜂蜜，搅拌均匀即可饮用。

### 清凉薄荷豆浆

原料：绿豆50克，黄豆50克，大米20克，薄荷叶适量。

调料：白糖适量。

做法：

1. 将黄豆、绿豆和大米分别用清水浸泡至软后洗净；薄荷叶清洗干净，切成碎。

2. 将泡好的黄豆、绿豆、大米及薄荷叶碎一同放入全自动豆浆机，加入适量清水，搅打20分钟左右，即成豆浆。

3. 将煮好的豆浆用过滤网过滤，去渣滓，依个人口味加入适量白糖调味，装入杯中，再点缀上两片薄荷叶即可饮用。

### 蒲公英黄瓜粥

原料：黄瓜、大米各50克，新鲜蒲公英30克。

调料：蜂蜜。

做法：

1. 将黄瓜洗净，切片；大米淘洗干净，浸泡2小时。

2. 将新鲜蒲公英洗净，整株放入锅中，加适量水煎煮，去渣取汁。

3. 锅中加适量清水，放入大米，大火烧开后转小火煮粥。

4. 待粥熟时加入黄瓜片、蒲公英汁，再煮片刻，加适量蜂蜜调味即可。

## 海带绿豆粥

原料：大米250克，绿豆80克，海带丝50克。

调料：明太鱼粉、芹菜末、胡椒粉、盐各适量。

做法：

1. 大米洗净，沥干；绿豆洗净，浸泡2小时。

2. 锅中加水煮开，放入大米、绿豆烧开，再加入海带丝，改中小火熬煮40分钟。

3. 加入盐、明太鱼粉拌匀，撒上胡椒粉、芹菜末即可食用。

## 欧式拌莴笋

原料：莴笋500克，洋葱100克，熟鸡蛋黄2个。

调料：香菜、奶油、胡椒粉、醋、盐各适量。

做法：

1. 莴笋去皮、去叶，洗净，用开水烫一下，捞出晾干，切成小长方块；洋葱去皮，洗净，切成末；香菜去根，洗净，切成末。

2. 熟鸡蛋黄切成末放入碗内，加胡椒粉、盐拌匀。

3. 炒锅放火上，倒入奶油，待奶油烧沸时将奶油倒在鸡蛋黄碗内并充分搅匀，再加入洋葱末、香菜末和醋拌匀，最后将其浇在莴笋块上即可。

## 凉拌苦瓜

原料：苦瓜500克，胡萝卜40克。

调料：蒜瓣、香油、盐各适量。

做法：

1. 将苦瓜一剖两半，去瓤，清洗干净，切成0.3厘米厚的片；放入沸水锅中烫一下，捞出；放入凉开水中浸凉，捞出，控干水分。

2. 蒜瓣洗净，捣碎成蒜泥；胡萝卜洗净，去皮，改刀切花片。

3. 将切好的苦瓜片、胡萝卜花片用盐腌制10分钟左右，捞出控干水分，再放到凉开水中浸后捞出，沥干水分，加入蒜泥、香油拌匀，装盘即可。

**南瓜烩芦笋**

原料：南瓜400克，芦笋100克。

调料：蒜片、盐、料酒、香油、清汤、水淀粉、植物油各适量。

做法：

1. 南瓜洗净去皮，切长条；芦笋洗净，切段。

2. 锅内加入清水和少许盐烧沸，放入南瓜条焯烫一下，再放入芦笋条焯透；捞出南瓜条和芦笋条，用冷水过凉，沥干水分。

3. 锅内加油烧热，下入蒜片炒香，放入南瓜条、芦笋条略炒，烹入料酒、清汤，加盐调匀，用水淀粉勾薄芡，淋入香油，即可出锅装盘。

# 【秋季·养胃】

秋季秋高气爽，雨水较少，空气湿度下降，燥邪当道。从中医角度来说，秋燥易伤津液，若不及时化解，则燥邪化火伤人肺阴，久之也可伤及胃阴，消耗胃津就容易使人出现口干而渴、食欲不振、尿少便秘等症状。

另外，秋季是寒暑交替的季节，昼夜温差较大，冷暖多变，这对于人体胃肠来说无异于一个"多事之秋"。胃对寒冷的刺激非常敏感，我们如果不注意防护，不注意日常饮食并生活不规律，就容易引发胃痛或泛酸等不适；尤其是秋分时节，天气转凉胃病更高发。

那么，秋季应该如何养胃护胃呢？

## "秋冻"养胃宜适度

所谓"秋冻"，就是说秋凉时不要马上增添衣服，要有意识地让身体"冻一冻"。如今"秋冻"已不限于"不马上添衣"，还包括进行耐寒健身锻炼。

的确，"秋冻"有益身体健康，一方面顺应了秋天阴精内蓄、阳气内收的特点；另一方面可以使身体逐渐适应寒冷的气候环境，锻炼自己的御寒能力，增强身体的抵抗力。但是，养生专家提醒，"秋冻"要适度，不要忽略身体状况一味地求"冻"。如果天气过于寒冷而衣物过少，冷空气刺激人体，不仅容易使人着凉感冒；还会刺激人体胃酸分泌，引起胃肠痉挛性收缩，导致胃肠道的抵抗力和适应能力下降，使人出现泛酸、腹胀、腹泻等症状。如果胃内长时间处于高酸状态，还会引发胃炎、反流性食管炎、胃溃疡、十二指肠溃疡等疾病。

因此，"秋冻"应把握好时机，如果气温略微下降并不感觉寒冷，则不必急于增加衣物，夜间转凉时盖好被子即可；如果气温骤然下降，则一定要及时增加衣物，尤其是肠胃功能较弱的人，更应做好腹部保暖工作，以免引发胃病。

### 养胃小贴士

"秋冻"并非人人都适宜。患有哮喘、高血压、冠心病的人不宜"秋冻"，患过心肌梗死、脑卒中的人更不宜"秋冻"。这些人应该及时增添衣物，尽可能保暖一些。

## 秋季易伤津，清润养脾胃

秋季虽然气候宜人，但因多晴少雨，常较为干燥。秋燥容易伤津液，如果不注意防范，就会伤及胃阴，出现胃肠不适等症状。从饮食上来说，平时应多吃滋阴润燥的食物，忌食辛辣香燥的食物，正如《饮膳正要》中说："秋气燥，宜食麻以润其燥，禁寒饮。"

具体来说，秋季养胃应适当多摄入甘润食品以养阴，可多食用糯米、蜂蜜、芝麻、核桃、银耳、黑木耳、莲藕、猪瘦肉等；还要多食润肺生津的果蔬，如梨、甘蔗、荸荠、柚子、萝卜等。此外，还需要增加水液的摄入，多饮用开水、淡茶、牛奶、豆浆，等等。

秋燥时节，应不吃或少吃辛辣食品，如辣椒、花椒、桂皮、生姜、葱及酒等。这类食物属于热性，食后容易上火，会加重秋燥对脾胃及身体其他脏腑的危害。当然，烹调过程中将少量的葱、姜、辣椒等作为调味品是没有问题的，只要不常吃、不多吃即可。

需要注意的是，秋季是收获的季节，大量瓜果成熟上市，我们在一饱口福的同时也要注意有所节制。因为大部分瓜果生性寒凉，多食易损伤阳气，有碍脾胃运化，甚至会引起腹泻、呕吐；尤其是身体虚弱、脾胃功能较弱的老年人、儿童、患者等，更要少吃寒凉瓜果。

### 养胃小贴士

秋季天气转凉，一些平时脾胃功能较虚弱的患者或老人，此时不宜多吃梨等寒凉的食物，否则容易出现腹泻的情况。如果确实需要润燥，应以熟食为宜，如煮梨水或煲梨汤来喝。

## 秋季进补五禁忌

常言道："秋季进补，冬令打虎。"熬过了酷热的夏季，秋季来临之后人的胃口和精神都转好，人们一般会抓住这个时机进补；但是，进补之前若不调理好脾胃，一味地忙着大补，不仅达不到补的效果，还会导致脾胃功能失调，甚至损害脾胃正常的消化功能，引发胃肠疾病。

因此，秋季进补要多吃健脾和胃的食物，如小米、山药、豇豆、芡实、茯苓等。此外，为了脾胃健康，秋季进补一定要注意以下几点。

### 忌虚实不分

每个人的体质不同，滋补药物也具有不同的寒热属性，只有在医生的指导下对症服用，才能补益身体，否则会适得其反。

### 忌进补单一

有的人会根据自己的口味来进补，专吃自己喜欢的食物或药物，这样不利于身体全面摄入营养物质，容易导致人体内某种营养素缺乏。另外，过多服用某种药物，也容易出现一些副作用。因此，进补时宜全面、系统地对身体进行调理。

### 忌凡补必肉

很多人认为进补就是多吃大鱼大肉，肉类食物中虽然含有丰富的蛋白质，但维生素含量低，不易被人体消化吸收，多吃肉类食物反而会加重肠胃负担。

### 忌多多益善

很多人认为补药有益无害，"有病治病，无病强身"，多多益善。其实，补药毕竟也是药，长时间、大量服用也会产生一定的副作用，例如，过量服用参茸类补品，可引起腹胀，导致食欲减退；过量服用维生素C，可导致恶心、呕吐和腹泻。

### 忌越贵越补

有的人认为补品越贵营养价值越高，于是经常花大价钱购买补品，但食用后情况并不一定会得到改善。其实，补品应根据自己的身体情况选择，缺什么补什么，而不能简单地以为越贵的食材滋补效果越好。

## 中秋吃月饼，别忽视胃健康

中秋节是我国的传统节日，大部分地区都有吃月饼的习俗。

月饼虽然以莲子、绿豆、芋头、杏仁等健康食品为原料，但制成馅料后由于加入了大量的糖与油，便成了一种高糖、高脂的食品。过量食用月饼，不仅会使血糖、血脂增高，还不利于胃肠健康。

月饼是难消化的食物，吃太多会出现消化不良的症状，甚至会引发胃肠炎。月饼太甜，对于一些消化功能较差的人来说，很容易因为胃酸过多而出现胃痛、泛酸等问题。胃炎、胃溃疡、十二指肠溃疡患者若多吃月饼，会使胃酸大量分泌，进一步损伤已经被破坏的黏膜，还有可能造成胃肠出血。

因此，中秋时节吃月饼要注意以下几点。

1. 选购正规厂家生产、符合卫生质量标准、无有害添加剂、在有效期内的安全卫生产品。如果食入污染、变质的月饼，非常容易导致食物中毒、急性胃肠炎。

2. 每次少吃一点，建议一枚月饼切成4块，一次吃1～2块。消化功能不好的人更要少吃月饼。

3.吃月饼时不宜配冷饮，否则会引起腹泻，最好搭配热饮，这样既止渴又除腻。

4.吃月饼后嚼点山楂片或喝点山楂水可以帮助消化，有健胃的效果。

养胃小贴士

反流性食管炎、消化性溃疡、胆囊炎、胆结石、胰腺炎等患者要慎吃月饼。如果消化性溃疡、胆囊炎、胰腺炎处于急性发作期、活动期，则需要禁食月饼。

# 秋季养胃食谱推荐

荸荠蜜奶汁

原料：荸荠250克，牛奶150毫升。

调料：蜂蜜适量。

做法：

1.荸荠剥去外皮，清洗干净，切成小块。

2.将荸荠与牛奶一同放入全自动豆浆机，倒入适量凉开水，启动果汁模式，搅打10 ~ 20分钟，榨成鲜果汁，盛入容器。

3.将榨好的鲜果汁用过滤网过滤、去渣，加入适量蜂蜜搅拌均匀，即可饮用。

三汁蜂蜜饮

原料：白萝卜、莲藕各250克，雪梨2个。

调料：蜂蜜适量。

做法：

1.白萝卜洗干净，刮去外皮，切成小方块；莲藕切掉藕节，用水洗干净，切成小碎块；雪梨洗干净，去掉外皮，切成细小的碎块。

2.白萝卜块、莲藕块、雪梨块放入全自动豆浆机，加入适量凉开水，搅打10 ~ 20分钟，榨成汁液。

3. 盛出，用过滤网过滤、去渣，依个人口味加入适量蜂蜜调味，即可饮用。

### 芝麻燕麦豆浆

原料：燕麦、黑芝麻各30克，水发黄豆55克。

调料：白糖适量。

做法：

1. 将燕麦倒入碗中，放入黄豆，加适量清水，搓洗干净后沥干水分。

2. 把洗好的材料倒入豆浆机，放入黑芝麻，注入适量清水，至水位线即可，选择"五谷"程序，然后启动豆浆机，约20分钟豆浆即成。

3. 将煮好的豆浆用过滤网过滤、去渣滓，依个人口味加入适量白糖调味即可。

### 莲藕糯米粥

原料：糯米150克，莲藕100克，花生60克，红枣8颗。

调料：白糖适量。

做法：

1. 将糯米洗净，用清水浸泡半小时。

2. 莲藕洗净，切成片；花生洗净；红枣去核，洗净。

3. 锅中加适量清水，放入糯米、泡米的水及藕片、花生、红枣，大火煮沸后改小火熬煮成粥。

4. 待粥熟后，加少许白糖调味即可。

### 玉竹银耳粥

原料：大米100克，玉竹、银耳各10克，红枣6颗。

调料：冰糖适量。

做法：

1. 大米洗净，用清水浸泡30分钟。

2. 玉竹洗净；红枣去核，洗净；银耳用温水泡发，洗净后撕成瓣状。

3. 砂锅中加适量清水，放入玉竹、银耳、红枣、大米及泡米的水，大火煮沸后改小火炖至粥熟，加少许冰糖调味即可。

**凉拌双丝桃仁**

原料：核桃仁150克，黄瓜、胡萝卜各50克。

调料：盐、上汤、酱油、料酒、花椒油各适量。

做法：

1. 核桃仁去皮、洗净，沥干水分，摆在盘内。

2. 黄瓜放入清水中洗干净，削去外皮，切成细丝；胡萝卜用清水洗干净，削去外皮，切成与黄瓜丝一样的细丝，放在处理好的核桃仁上。

3. 将上汤、花椒油、酱油、盐、料酒调匀，浇在核桃仁上即可。

**雪梨苹果炖排骨**

原料：排骨400克，苹果、雪梨各150克，红枣50克，杏仁10克。

调料：姜片、盐。

做法：

1. 排骨处理干净，剁成块，入沸水煮1分钟，撇去血沫。

2. 苹果、雪梨分别洗净，去皮，切成相同大小的块；红枣、杏仁分别洗净。

3. 锅中加适量清水烧开，下入排骨、姜片、苹果块、雪梨块、红枣、杏仁，大火煮20分钟，转小火煮1小时，放入盐调味即可。

**薏米百合瘦肉汤**

原料：猪瘦肉300克，薏米200克，胡萝卜100克，莲子、干百合、芡实各50克。

调料：盐适量。

做法：

1. 薏米、莲子、干百合、芡实分别拣去杂质，洗净，用温水浸泡30分钟。

2. 猪瘦肉处理干净，切成小块，入沸水中汆煮1分钟，捞出，洗净血沫；胡萝卜洗净，切成小块，备用。

3. 锅中加适量清水煮沸，放入猪瘦肉块、胡萝卜块、薏米、莲子、干百合、芡实，大火煮开后再转小火煮3小时，加盐调味即可。

# 【冬季·养胃】

冬天，大地收藏，万物皆伏，是最佳的"养藏"季节，是身体热量的蓄积阶段。因此，冬季对于身体虚弱的人来说是进补的好季节。

胃部喜暖怕冷，遇到寒冷刺激很容易出现功能失调或紊乱的状况，以致出现一些胃肠道疾病，如消化性溃疡、胃肠道炎症等；再加上冬季为了御寒，人们喜欢吃一些辛辣、油腻、热烫的食物或者过度贪杯，这些都易造成脾胃功能失调，导致胃病或原有胃病复发。因此，冬季一定要做好养胃护胃的工作。

## 冬季养胃先防寒

胃靠近腹壁，没有肌肉、脂肪等物质在外围包裹，容易受凉。如果腹部受了寒冷的刺激，或者吃了寒凉的食物，通常会骤然胃部作痛、痛无休止、喜温喜按，伴随呕吐清水、手足不温等症状。因此，冬季要注意保暖，以防胃肠受寒。

### 多吃一些暖胃食物

冬季应避免吃生冷食物，以防胃肠受凉不适，不妨多吃一些有御寒暖胃功效的食物，如红枣、桂圆、羊肉、牛肉、生姜等，既可以暖胃护胃，也可以提高人体的抗寒能力和抗病能力。

暖胃明星食物一览表

| 食　物 | 暖胃功效 | 注　意 |
|---|---|---|
| 红枣 | 味甘性温，具有补中益气、补脾养胃、滋养阴血、养心安神的功效，尤其适合气血不足的人食用。红枣粥温暖脾胃的功效很明显，可用于治疗胃痛、胃寒证 | 新鲜红枣进食过多容易腹泻并会损伤脾胃 |

| 食　物 | 暖胃功效 | 注　意 |
|---|---|---|
| 桂圆 | 味甘性温，有健脾开胃、补心安神、美容养肌之功，是治疗脾胃虚弱、食欲缺乏、气血不足、体虚乏力、心脾血虚、失眠健忘等的"良药"。李时珍在《本草纲目》中记载："食品以荔枝为贵，而资益则龙眼为良" | 有上火发炎症状时不宜食用，怀孕后不宜过多食用 |
| 茴香 | 茴香分为大茴香和小茴香，大、小茴香都具有很好的散寒止痛、理气和胃的作用，非常适宜胃寒腹痛的人食用。在呕吐的时候还可以选择用茴香来止吐 | 茴香容易使人燥热，每天食用量不宜超过10克 |
| 胡椒 | 胡椒可分为黑、白两种，性温热，善于温中散寒，对胃寒所致的胃腹冷痛、肠鸣腹泻有很好的作用。《本草纲目》中记载，胡椒为"大辛热，纯阳之物，肠胃寒湿者宜之"。白胡椒与黑胡椒相比味道更为辛辣，因此其散寒、暖胃的功能更强 | 胡椒不能高温油炸，应在菜肴或汤羹即将出锅时添加少许，均匀拌入 |
| 生姜 | 有温中散寒、和胃止呕、消食止痛的作用，适用于脘腹冷痛、胃寒呕吐、嗳气吞酸、消化不良、腹泻等症，对脾胃虚寒患者有护胃功能 | 生姜常用作调料，其性热，不能多吃 |
| 红糖 | 味甘性温，具有益气补血、健脾暖胃、缓中止痛之功，其好处是"温而补之，温而通之，温而散之"，也就是俗称的温补 | |
| 羊肉 | 味甘性热，有温补脾胃、调养肝肾、补血温经之功，适宜脾胃虚寒、身体瘦弱、反胃、畏寒的人食用。《本草纲目》中记载，羊肉"能补中益气，主治虚劳寒冷、脏腑五劳七伤" | 吃涮肉时务必涮透，避免感染寄生虫 |
| 牛肉 | 有补气血、温经脉之功，能温养脾胃。《本草纲目》中指出，牛肉能"安中益气、养脾胃、补虚壮健、强筋骨、消水肿、除湿气"。大凡气血不足、面色苍白、疲倦无力的胃寒者，均可适当吃些牛肉 | 牛肉为高蛋白食材，肾病患者不能多吃，以免加重肾脏负担 |
| 带鱼 | 性温，味甘、咸，有补脾暖胃、养肝益气、滋阴养颜、消除疲劳的功效，尤为适宜脾胃虚寒、消化不良者食用，并且对胃下垂有很好的食疗作用 | 有病毒感染类疾病，患各种皮肤病、皮肤过敏的人不宜食用 |

## 冬季进补，对症调脾胃

中医认为，人的生理功能会随着季节的变化而有所不同。一般到了冬季，万物都进入了休养阶段，人也进入了"冬藏期"。冬季进补，营养物质不易被消耗，会被吸收、蕴蓄在人体内，为来年做好营养储备。另外，冬季进补还有助于调节和改善人体各器官的生理功能，增强人体抵抗力。

进补的食物进入人体后，有赖于脾胃的消化吸收功能。脾是后天之本，只有脾胃功能正常，营养物质才能被人体吸收、利用；如果脾胃功能较弱，则易出现消化不良、腹胀、腹泻等问题；如果胃寒，进补后则易出现腹痛；如果胃中有火，进补后则易出现恶心欲呕等症状。因此，冬季进补之前首先要对症调养自己的脾胃。

### 脾气虚弱

脾气虚弱者一般表现为少气懒言、面色萎黄、舌淡苔白、肢体倦怠、食少腹胀、大便稀溏等，应在进补之前吃一些健脾的食物或药物，如山药、扁豆、薏苡仁、白术、人参归脾丸、参苓白术散等。

### 脾胃有火

脾胃有火者一般表现为胃部灼热、嘈杂、喜呃善饥，多由平时喜食辛辣、肉类等食物造成。脾胃有火者，应在进补之前先清火，饮食宜清淡，应多吃青菜；还可用竹叶、麦冬、苦丁茶泡水喝，待胃火消退后再进补。

### 宿食积滞

宿食积滞者一般表现为没有食欲或厌食，进食后容易出现口臭便臭、苔腻脉滑实、胃部饱胀等症状。宿食积滞者要先消食和胃然后再进补，可在饭前服用山楂、陈皮、神曲等开胃药，饭后可在医生指导下服用消食药物；平时还可用炒麦芽泡水喝。待积食"清理"后，人才会产生食欲，营养才能被吸收。

### 感冒患者

冬天容易感冒，感冒后人的脾胃功能也易受影响，表现为食欲下降、恶心呕吐、发热怕冷等。如果此时进补，很容易增加肠胃负担，不利于身体吸收营养。感冒患者应先治疗感冒，感冒期间宜吃清淡、易于消化的食物，待身体康复后再进补。

## 冬季喝点驱寒养胃茶

冬季气温普遍较低，经常饮用含有甘草、生姜、桂枝、肉桂等具有驱寒散湿、温胃、养胃功效的花草茶，是抵御寒冷、预防疾病、保持身体健康的好方法。

### 生姜红糖茶

材料：红枣70克，生姜50克，红糖适量。

冲泡方法：红枣洗净，去核，切成两半；生姜洗净，切成片。将红枣肉、姜片、红糖放入锅中，加适量清水，盖上锅盖，中火炖煮30分钟即可。

功效：生姜可以温胃驱寒，红枣具有滋阴补血、调理脾胃的功效。

### 桂枝甘草茶

材料：桂枝、甘草、芍药和生姜各3克，红枣1颗。

冲泡方法：所有材料洗干净后放入杯中，倒入适量沸水冲泡，加盖闷泡10分钟后即可饮用。

功效：桂枝和生姜都具有暖胃散寒的功效。

### 白术茯苓茶

材料：白术、茯苓各5克，小茴香4克，干姜3克。

冲泡方法：将全部材料洗净，放在一起用500毫升的沸水冲泡，加盖闷泡10分钟后即可饮用。

功效：调和脾胃、利水除湿、行气止痛，有效缓解腹痛、胃痛等症状。

# 吃火锅小心伤了你的胃

寒冬腊月，几个人围在一起，吃顿热气腾腾的火锅是一件很惬意的事，但是，很多人在吃完火锅后会觉得胃不舒服，这是怎么回事呢？专家提醒，食用火锅时如果方法不当，有可能损伤胃肠，导致胃部不适，甚至引发胃病。那么，我们如何吃火锅才不伤胃呢？

### 不宜太烫

火锅汤的温度最高可达120℃，而口腔、食管、胃黏膜的耐受温度一般只有50℃，立即食用从火锅中取出的食物，很容易烫伤口腔、舌头、食管及胃黏膜。因此，刚从火锅中取出的食物不宜马上送入口中，而应放在碗内稍凉一下再吃。

### 不要太辣、麻

在冬季干燥的气候下，经常吃麻辣火锅会对胃有损伤。专家指出，麻辣味物质会刺激胃肠扩张，造成消化道的过度充血，损伤胃肠黏膜，那些患有胃炎、胃溃疡的人，可能会因此而加重病情。

### 掌握好火候

吃火锅时，若食物在火锅中煮久了会失去鲜味，营养成分被破坏；而煮的时间不够，可能有寄生虫、细菌等残留，食物进入胃肠后极易引发胃肠疾病。因此，在食用火锅时，一定要掌握好火候。

### 遵循顺序

吃火锅的最佳顺序：先涮菜类，再涮主食和肉类，最后再吃一些蔬菜、水果。这样既保证了荤素搭配，又增加了胃的饱腹感，有助于避免因食入过量的蛋白质、脂肪而导致的胃肠不适。

### 忌吃得过久

长时间坐着吃火锅，导致胃液、胆汁、胰液等消化液不停分泌，消化器官一直处于紧张的工作状态，容易引起胃肠功能紊乱而出现腹泻、腹痛等症状；严重的还会患上胰腺炎、慢性肠胃炎等疾病。

### 别饮火锅汤

火锅汤大多采用猪、羊、牛油等高脂肪物质为底料，又多以辣椒、胡椒和花椒等为佐料，常喝火锅汤容易导致高血脂、十二指肠溃疡、口腔溃疡等疾病。另外，火锅汤久沸不止、久涮不换，汤中的亚硝酸盐含量很高（亚硝酸盐是一种较强的致癌物质），对健康危害很大。

### 不宜配冷饮

有的人喜欢一边吃火锅一边喝冰镇啤酒或饮料，这样忽冷忽热的刺激，很容易损伤胃黏膜，引起胃肠功能紊乱，进而导致胃肠病。吃火锅时最好喝白开水，这样可及时补充水分，不会破坏消化道的酸碱度平衡，也不会刺激消化道而引起不良反应。

---

**养胃小贴士**

吃火锅时最好不要饮酒，尤其是白酒。可喝一两杯啤酒，有助于消化，但一定不要过量。

---

## 冬季养胃食谱推荐

### 葱白胡椒粥

原料：大葱3根，大米130克，黑胡椒粒1小匙。

调料：盐适量。

做法：

1.将大葱洗净，取葱白部分，切成小段；大米洗净，清水浸泡1小时。

2.锅置火上，加适量清水，放入大米、葱白和黑胡椒粒，大火烧沸后转小火慢慢熬煮。

3.煮至米熟粥黏，加少许盐调味，出锅即可。

## 山药胡萝卜羊肉粥

原料：山药、羊肉各500克，胡萝卜100克，大米250克。

调料：盐适量。

做法：

1.羊肉洗净，切成薄片；山药削皮洗净，切成菱形片；胡萝卜削皮洗净，切成粒；大米淘洗干净，清水浸泡1小时。

2.锅中加适量清水烧开，放入羊肉片煮至熟烂，加入山药片、胡萝卜粒、大米，小火熬煮。

3.粥将成时加入适量盐调味，出锅即可。

## 姜汁扁豆

原料：鲜嫩扁豆500克，姜50克。

调料：盐、醋、酱油、香油各适量。

做法：

1.扁豆掐去两头及筋，清洗干净，切成细丝；姜刮去外皮，用水洗净，切成细末。

2.锅置火上，倒入适量清水，大火烧开，放入切好的扁豆丝焯熟，捞出放入凉开水中过凉，捞出沥干水分。

3.将处理好的扁豆丝放入容器，加入盐、香油、姜末、醋、酱油搅拌均匀，腌制30分钟左右，码在盘中即可。

## 粉蒸羊肉

原料：羊肉300克，米粉100克。

调料：姜末、香菜段、花椒粉、豆瓣酱、酱油、料酒、白糖、盐各适量。

做法：

1.羊肉洗净后切片，加米粉、姜末、花椒粉、豆瓣酱、酱油、料酒、白糖、盐拌匀，腌30分钟。

2. 取一只小碗，铺上拌好的羊肉，放入蒸锅中蒸熟。

3. 取一只盘子，将装有羊肉的碗倒扣在盘子里，拿掉碗，撒上香菜段即可。

## 香甜红椒带鱼

原料：带鱼300克，红柿子椒50克。

调料：葱段、姜片、糖色、鲜汤、植物油、香油、料酒、白糖、盐各适量。

做法：

1. 红柿子椒去子，洗净，切成菱形；带鱼洗净，切成段，加葱段、姜片、料酒、盐腌30分钟。

2. 锅入油烧热，下带鱼炸至两面呈金黄色，捞出沥油。

3. 锅留底油烧热，下红柿子椒煸炒，倒入鲜汤、糖色、白糖、盐、带鱼，煮沸后用大火收汁，淋少许香油即可。

## 青红椒牛肉片

原料：牛肉300克，青、红柿子椒各30克。

调料：姜片、淀粉、植物油、蚝油、酱油、料酒、盐各适量。

做法：

1. 牛肉洗净，切成片，加酱油、淀粉、料酒拌匀上浆，腌制片刻；青、红柿子椒去子及蒂，洗净后切成片。

2. 锅入油烧热，下牛肉片滑熟，捞出沥油。

3. 锅留底油烧热，下姜片爆香，下青、红柿子椒翻炒，下牛肉片回锅，加少许蚝油、盐调味即可。

## 桂圆枸杞鸡汤

原料：鸡肉400克，桂圆100克，枸杞子20克。

调料：盐适量。

做法：

1. 鸡肉洗净，切成块；桂圆去壳，洗净；枸杞子洗净，浸泡片刻。

2. 鸡肉块放入沸水中焯烫捞出，冲净后放入锅中备用。

3. 将桂圆、枸杞子一起放入锅中，加适量清水，大火煮沸，改小火慢炖1小时，加少许盐调味即可。

### 茴香海带排骨汤

原料：排骨400克，水发海带150克。

调料：小茴香、葱段、姜片、料酒、盐各适量。

做法：

1. 排骨洗净，切成块，入沸水中焯一下；海带洗净，切成块。

2. 砂锅中加适量清水，放入排骨、小茴香、葱段、姜片、料酒，大火煮沸，改小火炖30分钟。

3. 放入海带，继续煮15 ~ 20分钟，加少许盐调味即可。

第七章

# 按摩养胃：小穴位，大疗效

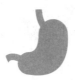

　　按摩是中医传统疗法之一，是通过一些手法所产生的外力在人体特定的部位或穴位上按摩，从而起到疏通经络、调节气血、调和阴阳、养生保健等功效。人体有很多养胃穴，如劳宫、足三里、神门、天枢、气海等，常按有显著的养胃功效。

# 按摩养胃的常见手法

## 推法

**操作方法**：用手指、手掌或肘部着力于体表某部位，进行单方向的直线或弧形推动。也可以两手重叠推动，以增大压力。

**主要功效**：本法具有消积导滞、消瘀散结、通经理筋、消肿活血等作用，常用于头痛、脾胃不和、风湿疼痛等症。

**养胃小贴士**

操作时要紧贴皮肤，动作要缓慢，用力要稳。

## 拿法

**操作方法**：用大拇指、食指和中指或用大拇指和其余四指相对用力，在一定部位或穴位上有节奏地捏提。

**主要功效**：本法具有祛风散寒、通经活络、行气开窍、解痉止痛等作用。

**养胃小贴士**

操作时力量应由轻而重，动作要缓和而连贯。

## 按法

**操作方法**：用拇指或掌根等部位着力于体表某部位，紧贴体表不要移动，然后由轻到重逐渐用力向下按压。

**主要功效**：本法具有宁心安神、镇静止痛、疏通筋脉等作用，常用于心绞痛、胃痛、头痛、腹痛等症。

**养胃小贴士**

操作时力量应稳而持续，垂直向下，忌用迅猛的爆发力。

### 摩法

**操作方法：** 用手指或手掌附着在身体一定部位上，做逆时针或顺时针的环形摩动，或者直线往返摩动。

**主要功效：** 本法具有理气和中、消积导滞、散瘀消肿、调节肠胃等作用，适用于脘腹疼痛、食积胀满、气滞等症。

**养胃小贴士**

摩动时要轻柔缓和，用力均匀一致。指摩宜快，掌摩时手法应稍重、缓。

### 揉法

**操作方法：** 用手指或手掌着力于体表的某部位，进行左右、前后的内旋或外旋揉动，带动该处的皮下组织滑动。

**主要功效：** 本法具有舒筋通络、消积导滞、活血祛瘀、消肿镇痛等作用，常用于全身各部位的按摩，配合其他手法，对胃肠有良好的保健作用。

**养胃小贴士**

操作时手部不要离开体表，动作要连续且轻而缓。

### 捏法

**操作方法：** 用大拇指和食指、中指或用大拇指和其余四指相对，夹住身体某部位进行挤压。捏法和拿法有某些类似之处，但是拿法要用手的全力，捏法则着重在手指上。

**主要功效：** 本法具有舒筋通络、行气活血、调理脾胃的功能。

**养胃小贴士**

操作时要有节律性，力量要均匀并逐渐加大。

### 擦法

**操作方法**：用手掌面、大鱼际或小鱼际部分着力于体表某部位，腕关节放平，以肩关节为支点，上臂主动运动，进行直线往返摩擦运动。

**主要功效**：该法具有健脾和胃、温阳益气、消瘀止痛的作用，常用于脾胃虚寒所致的胃冷痛、颈酸、手臂僵硬麻木等症。

> **养胃小贴士**
>
> 操作时不要过于用力，注意速度、力量，以免擦伤皮肤。

### 点法

**操作方法**：拇指指端或肘尖集中力量着力于体表某部位或穴位，进行持续点压。

**主要功效**：本法具有开通闭塞、活血止痛、解除痉挛、调整脏腑功能的作用，适用于全身各部位及穴位。

> **养胃小贴士**
>
> 操作时要求部位准确，力量深、透。

# 养胃可常按手部四穴位

### 按摩·劳宫穴

**定位取穴**：此穴位于掌心横纹中，第2、3掌骨之间偏于第3掌骨，曲指握拳中指尖处。

**按摩方法**：将一只手的拇指指腹放在另一只手的劳宫穴上，其余四指贴于手背，用力按揉1分钟左右，双手交替进行。

**主要功效**：劳宫穴有"长生不老穴"之称，按摩此穴可刺激脾胃的阳气生发，提高免疫力；还可降低心火、润燥和胃、通经祛湿。

### 按摩·神门穴

**定位取穴**：此穴位于腕部，腕掌侧横纹尺侧端，尺侧腕屈肌腱的桡侧凹陷处。

**按摩方法**：用拇指在该穴上轻轻揉按1～2分钟，直至有微微发热感，每天按摩2～3次，尤其适合每晚睡前进行。

**主要功效**：神门穴是心经的原穴。心属火，脾胃属土，火生土，按压神门穴可增加心脏对脾胃的血液供给量，有促进消化、缓解便秘、改善食欲不振的作用。

### 按摩·内关穴

**定位取穴**：此穴位于手臂前臂内侧，腕横纹上2寸，两条筋之间，双手左右各一。

**按摩方法**：用左手拇指螺纹面按揉右手的内关穴，再换右手拇指按揉左手的内关穴，两手交替进行按压，每次按压2～3分钟。每天按揉1次即可。

**主要功效**：按揉此穴能宽胸理气、宁神和胃，可缓解呕吐、呃逆、胃痛等胃部不适，还可治疗心悸、胸闷、心痛、失眠、晕车等症。

### 按摩·曲池穴

**定位取穴**：此穴位于肘部，屈肘成直角，在肘弯横纹尽头筋骨间凹陷处。

**按摩方法：**食指按曲池穴，按顺时针方向和逆时针方向分别按揉，每次按揉2分钟，以有酸胀感为宜。

**主要功效：**按摩此穴有清热解毒、清火通肠的作用，对腹痛、吐泻、痢疾、便秘、咽喉肿痛、咳嗽等症有良好的疗效。

按摩此穴容易导致流产，因此孕妇禁用。

# "养胃穴"藏在你的腿上

## 按摩·足三里

**定位取穴：**此穴位于外膝眼下3寸，距胫骨外侧约1寸筋间处。

**按摩方法：**用指腹以画圆圈的方式按压，力度以稍有酸胀感为宜，每次按压15下，每天按压2～3次。

**主要功效：**足三里是非常重要的保健穴，经常按摩此穴能防治胃痛、呕吐、呃逆、腹痛、腹胀、泄泻、便秘、痢疾等，并能增强胃肠的消化吸收能力，帮助开胃进食，使气血健旺、身体免疫力增强。

按压的力道不能过大，按摩至皮肤微微发热或有红晕即可。

## 按摩·丰隆穴

**定位取穴：**此穴位于人体的小腿前外侧，外踝尖上8寸，距胫骨前缘二横指（中指）。

**按摩方法：**用拇指指腹垂直向下按压丰隆穴，边按边揉并屈伸活动踝关节，会产生酸、麻、胀、痛、热的感觉，持续按压数秒后，逐渐放松。左右腿穴位交替进行，每个穴位按压5～10分钟，每天1次。

**主要功效**：丰隆穴为胃经络穴，经常按摩有健脾养胃、消食导滞、促进代谢的作用，可缓解恶心、呕吐、食欲不振、胃胀气、呃逆等肠胃不适。

### 按摩·梁丘穴

**定位取穴**：此穴位于膝盖附近，当髂前上棘与髌底外侧端的连线上，髌底上2寸。

**按摩方法**：用拇指或食指指腹按压梁丘穴，用力稍大些，持续按20秒，休息5秒钟再继续。每日2次，每次3～5分钟。

**主要功效**：梁丘穴为胃经郄穴，按摩此穴有理气和胃、通经活络的功效，可用于治疗急性肠胃炎、胃痉挛、腹泻、胃泛酸等症。

### 按摩·三阴交穴

**定位取穴**：此穴位于小腿内侧，内踝上缘上3寸，踝尖正上方胫骨边缘的凹陷处。

**按摩方法**：用拇指或食指指腹轻轻按揉，直至感觉微微发热，一般以按摩1～2分钟为宜，每天按摩2～3次。

**主要功效**：按摩三阴交穴有健脾、和胃、化湿的功效，有助于治疗脾胃虚弱、脘腹胀满、不思饮食、四肢困重、肠鸣便溏、食入不化等症。

**养胃小贴士**

按摩时应先用热水洗脚，全身放松。

### 按摩·上巨虚穴

**定位取穴**：此穴在小腿前外侧，当犊鼻下6寸，距胫骨前缘一横指（中指）。

**按摩方法**：两手拇指按压在两腿上巨虚穴上，其余四指并拢托住小腿肚，按而揉之，力度以感觉酸胀为宜，持续按压5秒后放松，反复按压。每次按揉5～10分钟。

**主要功效**：按摩上巨虚穴有理气通腑、健脾和胃、化湿止泻的功效，能增强肠道免疫力，还可治疗肠鸣、腹痛、腹泻、便秘、肠痈等肠胃疾病。

### 按摩·漏谷穴

**定位取穴**：位于小腿的内侧，当内踝尖与阴陵泉穴的连线上，距内踝尖6寸，胫骨内侧缘后方。

**按摩方法**：用拇指或食指指腹轻轻按揉漏谷穴，力度以感觉酸胀为宜。每天按摩1 ~ 3次，每次10分钟左右。

**主要功效**：按摩此穴有健脾和胃、利水除湿的功效，对于消化不良、胃酸、胃胀、便秘、腹胀等症有很好的疗效。

# 其他常用养胃穴位推荐

### 按摩·神阙穴

**定位取穴**：此穴位于肚脐中心。

**按摩方法**：先把两手搓热，然后两手相叠覆盖在肚脐上，掌心以脐为中心按揉，先顺时针按揉100次，再逆时针按揉100次。

**主要功效**：神阙穴是调节腑脏、平衡阴阳的枢纽，经常按摩该穴可调和脾胃、益气养血、温通元阳，能治疗胃炎、肠炎、腹痛、痢疾、脱肛等疾病。

### 按摩·中脘穴

**定位取穴**：此穴位于人体上腹部，前正中线上，当脐中上4寸。

**按摩方法**：拇指和食指紧附于中脘穴上，一面缓缓吐气一面用指头用力下压，约5秒钟后将手拿开，重复15～20次为一组，每天2～3组，每周至少3次。

**主要功效**：按摩中脘穴可健脾胃、消积食、行气利水。该穴位是治疗消化系统疾病的重要穴位，常按摩此穴能治疗恶心、烧心、嗳气、胃痛、腹痛、胃溃疡、胃扩张、肠鸣、泄泻、便秘等疾病。

### 按摩·气舍穴

**定位取穴**：此穴位于颈部，当锁骨内侧端的上缘，胸锁乳突肌的胸骨头与锁骨头之间。

**按摩方法**：用食指或中指的指腹朝向锁骨内侧端按压，每次按压2～3分钟。

**主要功效**：气舍穴是足阳明胃经上的重要穴位之一，按摩此穴有理气散结、清咽利肺的作用，可以缓解恶心、反胃、胃胀、打嗝、呕吐、气喘、咽喉肿痛等不适。

### 按摩·水分穴

**定位取穴**：此穴位于上腹部，前正中线上，当脐中上1寸。

**按摩方法**：用四指指腹以画圆圈的方式集中按压此穴，力度以感觉有酸胀感为宜，每次按压15下，每天按压2～3次。

**主要功效**：经常按压水分穴可健脾益肾、行气消胀、疏通任脉、利水祛湿，可缓解水肿、小便不通、尿路感染、反胃、腹痛、腹泻、腹胀、肠鸣等症。

**养胃小贴士**

按摩时要保持规律呼吸。

### 按摩·天枢穴

**定位取穴**：此穴位于下腹部，脐旁开2寸处。

**按摩方法**：分别将双手拇指指腹压在两侧穴位上，力度由轻至重，缓缓下压，持续3～5分钟后重复一次。

**主要功效**：按摩天枢穴有健脾和胃、通调肠腑的功效，可缓解消化不良、恶心、胃痛、腹泻、腹痛、便秘等症。

**养胃小贴士**

便秘时，点压左侧天枢穴，感觉酸胀时按住不动，然后屏气增加腹内压力，即可排便。

### 按摩·气海穴

**定位取穴**：此穴位于下腹部前正中线上，当脐中下1.5寸处。

**按摩方法**：以中指指腹或手掌大鱼际向下按压，画圈按揉，以局部酸胀为宜，每次按摩约3分钟。

**主要功效**：按摩气海穴有温养腑脏、强壮全身的作用，对消化不良、腹部胀满、大便不通有良好的疗效。

**养胃小贴士**

每晚睡前坚持按摩，可有效治疗便秘。

# 第八章

# 刮痧养胃：刮一刮，胃更好

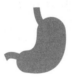

　　刮痧，就是利用刮痧器具，配以刮痧介质，在人体表面特定部位进行反复刮拭，刮出"痧疹"，从而达到防病治病目的的一种自然疗法。刮痧保健可以改善脾胃的亚健康状态，防治胃痛、食欲不振、消化不良、腹胀、便秘等，促进胃肠健康。

# 刮痧养胃的常见手法

## 面刮法

**操作方法**：用刮痧板长边的1/2或整个长边接触皮肤，向刮拭方向倾斜30°～60°（以45°最为常用），自上而下或由内向外均匀地向同一方向直线刮拭。

**适用部位**：常用于躯干、四肢等身体平坦的部位。

### 养胃小贴士

每次有一定的刮拭长度，并且操作时一定不要来回往返刮。

## 平刮法

**操作方法**：手持刮痧板，刮痧板向刮拭的方向倾斜，与皮肤之间的角度小于15°，自上而下或由内向外均匀地向同一方向直线刮拭。

**适用部位**：适用于身体平坦部位。

### 养胃小贴士

刮拭时力度稍重并要放慢速度。

## 角刮法

**操作方法**：单角刮法是用刮痧板一角朝刮拭方向倾斜45°自上而下刮拭；双角刮法是用刮痧板凹槽处的两角向下倾斜45°，自上而下同时刮拭。

**适用部位**：单角刮法常用于胸部、肩关节等部位，双角刮法常用于脊椎、鼻梁等部位。

### 养胃小贴士

操作时用力要适度，不可过于用力。

### 推刮法

**操作方法：**刮痧板整个长边接触皮肤，向刮拭的方向倾斜，角度要小于45°并大于15°，自上而下或从内向外均匀地向同一方向缓慢直线刮拭。

**适用部位：**常用于面部、脏腑器官体表投影区、腰背部位等。

**养胃小贴士**

推刮法与面刮法相似，不过操作时按压力度大、刮拭距离短，要一寸一寸地向前刮。

### 揉刮法

**操作方法：**将刮痧板平面及整个长边接触皮肤，倾斜角度小于15°，均匀、缓慢、柔和地做弧形旋转刮拭。

**适用部位：**常用于背部、腹部等。

**养胃小贴士**

刮拭力度稍微重些，应渗透到皮下组织。

### 按揉法

**操作方法：**将刮痧板的边缘垂直按压在穴位上，由轻到重对穴位进行按压；或者用角板做柔和的旋转运动，交替、持续地对穴位进行刺激。

**适用部位：**适用于合谷、肩井等骨缝部的穴位或疼痛敏感点。

**养胃小贴士**

刮痧板始终不离开所接触的皮肤。

### 点按法

**操作方法：**刮痧板角部垂直向下按压穴位，由轻到重，逐渐加力，片刻后迅速抬起，使肌肉复原，多次重复，手法连贯。

**适用部位**：适用于人中、膝眼等穴。

### 摩刮法

**操作方法**：将刮痧板的边、角或面与皮肤直接紧贴，或者隔衣服进行旋转移动或直线往返移动，以使皮肤产生热感为度，并向深部渗透。

**适用部位**：常用于肩部、腰部和腹部。

### 拍痧法

**操作方法**：用刮痧板的平面拍打体表部位的经穴，以皮肤发红为度。

**适用部位**：多用于肘窝、膝窝等部位。

# 刮痧养胃的要领和诀窍

刮痧简单、易学、效果好，对一些肠胃不适的小毛病可以说是"手到病除"。不过，刮痧养胃一定要掌握要领和诀窍，这样才可以提高刮痧的疗效，缩短病程；否则不但达不到养胃的效果，还会给身体带来损害。

## 讲究顺序

**刮拭顺序：**刮拭时一般先刮拭头面部，先上后下，先背腰后胸腹，先躯干后四肢，先阳经后阴经。也可以根据需要单独选择某个部位刮拭。

**刮拭方向：**背腹部、四肢一般自上而下进行刮拭。若肢体水肿、静脉曲张、内脏下垂，则刮拭方向为由下向上。肩部、胸部一般由人体正中线向外、按肌肉走向刮拭。

## 遵循程序

| 步　骤 | 具体事项 | 小贴士 |
| --- | --- | --- |
| 准备工作 | 选好刮痧板并检查其边缘有无裂纹，刮具、施术者双手及待刮皮肤部位进行消毒 | 消毒液可选用75％的医用酒精 |
| 选择体位 | 根据刮痧部位选择合适的体位，常用体位有仰卧位、俯卧位、侧卧位、俯坐位和仰靠坐位 | 选择体位既要充分暴露所刮部位，以便于刮痧者操作，又要让被刮痧者感到肌肉放松，可持久配合 |
| 涂抹介质 | 选定并充分暴露刮痧部位，在刮拭的经络穴位处涂刮痧油。面部、头部一般不用涂刮痧油 | 刮痧油不宜涂抹过多，否则会使皮肤过滑而不利于刮拭 |
| 进行刮痧 | 手握刮痧板，用刮痧板边缘将皮肤上的刮痧油自下向上涂抹均匀，再根据刮拭部位和目的选择合适的手法进行刮拭 | 皮肤出现微紫红或紫黑色的血淤点即可 |
| 刮痧结束 | 刮拭结束后用干净的纸巾或毛巾按压刮拭处，边擦拭皮肤上的残留油渍边轻轻按揉 | 擦拭干净后迅速穿衣保暖，并饮用适量的温开水 |

## 掌握时间

每次刮痧时间不宜过长，一般不要超过40分钟，并不宜连续大面积刮痧治疗。初次接受刮痧时间应适当缩短，一般要少于20分钟。同一部位两次刮痧的时间应至少间隔5～7天，原则是皮肤无痧斑、被刮处用手轻触无痛感时再进行第二次刮痧。

## 把握力度

刮拭过程中，按压的力度要始终保持恒定，不要忽大忽小，速度也要均匀，这样才能将刮拭的作用力传导至深层组织。若只在皮肤表面摩擦，不仅起不到治疗效果，还会形成表皮水肿。

## 了解禁忌

刮痧对于大多数人和病症都是适用的，不过有下列情况时不要进行刮痧：

1. 有严重心脑血管疾病、肝肾功能不全者禁止刮痧。

2. 有出血倾向的疾病，如严重贫血、白血病和血小板减少等病症的患者禁止刮痧。

3. 韧带、肌腱急性损伤部位，创伤的疼痛部位或骨折部位禁止刮痧。

4. 急性传染病或接触性皮肤病患者忌用刮痧。

5. 凡体表有疖肿、破溃、疮痈、斑疹及不明原因包块者忌刮痧。

6. 恶性肿瘤患者手术后瘢痕局部禁止刮痧。

7. 妇女经期腹部、孕期下腹部和腰骶部禁止刮痧。

8. 精神病患者禁用刮痧。

## 正常反应

刮痧过程中产生的酸、麻、胀、痛、沉重等感觉均属正常反应，被刮痧者不必担心。

刮痧后局部皮肤出现潮红、紫红、黑紫之类的颜色变化，临床上称之为"出痧"。这是一种正常的刮痧治疗反应，数天即可自行消失，不必惊慌，也无须做特殊处理。一般来说，胸部、背部、上肢的痧，颜色浅的痧及皮肤表面的痧，消退较快；腹部、下肢的痧，颜色深的痧及皮下深部的痧，消退较慢。

刮痧后尤其是出痧后1～2天被刮拭的皮肤部位出现轻度疼痛、发痒、虫行感，自感体表冒冷、热气，皮肤表面出现丘疹样斑点或片状、条索状斑块等形态变化，也均是正常现象，数天后即可自行消失，一般无须进行特殊处理。

## 异常处理

| 异常反应 | 出现原因 | 处理方法 |
| --- | --- | --- |
| 在刮痧后24小时内出现疲劳反应，或出现感冒、发热现象 | 体质变弱；刮痧时间过长；刮痧后不注意避风保暖 | 这时要适当休息，注意避风保暖，一般可很快恢复正常 |
| 刮拭部位出现肿胀、灼热等不适感，两天后还没有消退 | 刮痧时间太长、力度过大 | 可在刮痧24小时后进行局部热敷 |
| 发生晕刮，被刮者出现头晕、目眩、心慌、出冷汗、面色苍白、四肢发冷、恶心欲吐或神昏扑倒等现象 | 刮痧时间太长，刮拭部位太多；被刮者精神紧张、身体疲劳 | 停止刮拭，患者平卧，取头低脚高体位。让患者饮一杯温糖水，立刻点按人中穴、百会穴、涌泉穴、足三里穴，静卧片刻 |

**养胃小贴士**

要想预防晕刮，被刮痧者首先要消除对刮痧的顾虑和紧张，并且不要在过度疲劳、熬夜、饥渴的状态下刮痧。

## 注意事项

1. 初次接受刮痧者，应事先了解刮痧的有关知识，以消除紧张心理。

2. 刮痧治疗时，尽量穿宽松的、纯棉质的衣服。

3. 刮痧时应保持室内适宜温度，室温以不低于20℃为宜。室温过高时应避免空调或风扇的冷气直吹。

4. 刮拭部位要用热毛巾、卫生纸巾或酒精棉球擦洗干净，预防感染。

5. 刮痧时不要过分追求痧的出现，防止刮拭过度，造成软组织损伤。

6. 刮痧后不宜立即食用生冷食物或洗冷水澡，一般3小时后方可洗浴。

7. 冬季刮痧后应将被刮部位覆盖再走出室外。面部刮痧的话半小时后方可到室外活动。

# 刮拭脾胃体表对应区域

**方法一**：取坐位，在胸部先涂刮痧油，用平刮法分别从胸部正中向两侧刮拭脾脏体表对应区域，从上向下刮腹部胃的体表对应区域。

**功效**：具有调理肝胆、健脾和胃、宽胸理气的作用，可防治慢性肝炎、胃溃疡、呕吐、胃痛、消化不良等疾病。

**养胃小贴士**

手法宜轻柔，不可用力过重，可不出痧或少量出痧。

**方法二**：取坐位，在背部先涂刮痧油，用平刮法从背部正中向左侧刮拭左背部脾脏体表投影区。

**功效**：具有疏通经络、通畅气血、健脾养胃的作用，可防治消化系统疾病，如胃炎、胃与十二指肠溃疡等。

**养胃小贴士**

手法可沉重有力，使局部出现痧斑。

**方法三**：取坐位，在背部先涂刮痧油，用面刮法和双角刮法刮拭背部脾、胃脊椎对应区。

**功效**：具有调理脾胃、增强脾胃功能的作用，可改善胃痛、腹胀、恶心呕吐、食欲不振等。

**养胃小贴士**

手法宜轻柔，不可用力过猛，以免伤及脊椎。

**方法四**：取坐位或站位，在手掌大鱼际和掌心脾、胃反射区涂抹刮痧油，用面刮法从大鱼际刮至手掌心。

**功效：** 具有强健脾胃、增强消化的作用，可用于治疗胃痛、胃溃疡、消化不良、急慢性胃炎等病症。

**养胃小贴士**

如果有明显疼痛或结节感，要多刮几次，至疼痛感、结节感减轻。

# 刮痧养胃常用穴位组合推荐

## 刮·曲泽穴—内关穴

**取穴原理：** 曲泽穴和内关穴均属手厥阴心包经，心气平和进而滋养脾脏，养脾得以健胃。

**操作方法：** 取坐位或站位，在手臂涂抹刮痧油，用面刮法由曲泽穴沿前臂前侧正中线刮至内关穴，刮拭30下或至出痧为止。

**主要功效：** 具有疏通经络、除烦平心、养脾健胃的作用，可防治胃痛、恶心、呕吐、泄泻等消化系统疾病。

**养胃小贴士**

曲泽穴位于肘横纹中，当肱二头肌肌腱的尺侧缘凹陷处。

## 刮·三间穴—合谷穴

**取穴原理：** 三间穴和合谷穴均属手阳明大肠经，而肠与胃都属消化系统，若大肠运化失常，则会影响胃的和降，引发胃部不适或胃病。

**操作方法：** 取仰卧位或坐位，在刮拭部位涂抹刮痧油，用角刮法或按揉法由三间穴刮至合谷穴，每次刮10 ~ 20下，每天1 ~ 2次。

**主要功效：** 具有清热解表、镇静止痛的作用，能保健和调理肠胃，对肠胃不适的各种症状、生理疼痛均有明显疗效。

第八章 刮痧养胃：刮一刮，胃更好 149

三间穴位于手背，食指的桡侧、第2掌骨小头后的凹陷处。合谷穴在手背，第1、2掌骨间，当第2掌骨桡侧的中点处。

### 刮·膈俞穴—脾俞穴—胃俞穴

**取穴原理**：胃与脾的关系密切，适当刺激脾俞穴可增强胃功能。另外，膈俞穴为血之海，适当刺激膈俞穴可活血化瘀，有助于胃部气血的疏通。

**操作方法**：取俯卧位或坐位，在刮拭部位涂刮痧油，用面刮法从膈俞穴向下刮拭至胃俞穴，刮拭30下或至出痧为止。重点刮拭脾俞穴、胃俞穴。

**主要功效**：具有和胃降逆、健脾助运的作用，可有效改善胃痛、腹胀、呕吐、消化不良、食欲不振等。

脾俞穴位于第11胸椎下方，左右各二指宽处。胃俞穴位于第12胸椎稍下方，左右各二指宽处。

### 刮·上脘穴—中脘穴—下脘穴

**取穴原理**：脘指的是胃，上、中、下脘在胃上形成一条线，相当于胃的"卫士"。可以说，上、中、下脘都是调理脾胃功能的重要穴位，也是预防消化系统疾病的要穴。

**操作方法**：取俯卧位或坐位，在刮拭部位涂刮痧油，用面刮法由上脘穴刮至下脘穴，刮拭30下或至出痧为止。

**主要功效**：具有和胃行气、健脾化湿的作用，对胃痛、呃逆、呕吐、腹痛、腹胀、胃下垂、胃炎等病症有防治作用。

三穴均位于上腹部，前正中线上。上脘穴在脐中上5寸，中脘穴在脐中上4寸，下脘穴在脐中上2寸。

### 刮·足三里穴—上巨虚穴—下巨虚穴

**取穴原理**：上、下巨虚穴是足阳明胃经的经穴。上巨虚穴是大肠经之下合穴，下巨虚穴是小肠经之下合穴，足三里穴是胃的下合穴，适当刺激此三穴可有效调理胃肠功能。

**操作方法**：取坐位，在刮拭部位先涂刮痧油，用面刮法从足三里穴处沿小腿外侧刮至下巨虚穴处，刮拭20下左右或至出痧为止。重点刮拭足三里穴和上、下巨虚穴。

**主要功效**：具有调和肠胃、通经活络的作用，可有效改善肠胃炎、腹泻、便秘、腹部胀满、消化不良、食欲不振等病。

**养胃小贴士**

坐位屈膝，先找到足三里穴，向下量4横指凹陷处即为上巨虚穴，再向下量4横指凹陷处即为下巨虚穴。

### 刮·足三里穴—丰隆穴

**取穴原理**：足三里穴和丰隆穴都是足阳明胃经上的穴位，善调脾胃之气。适当刺激这两个穴位，可化脾湿去胃火，对强健脾胃功能有良好的功效。

**操作方法**：取坐位，在刮拭部位先涂刮痧油，用面刮法从足三里穴处沿小腿内侧刮至丰隆穴处，刮拭30下或至出痧为止。重点刮拭足三里穴和丰隆穴。

**主要功效**：具有健胃消食、和胃降逆、通络止痛、化痰利湿的作用，可有效改善胃痛、腹胀、消化不良、恶心呕吐、食欲不振、便秘等不适。

**养胃小贴士**

对于经脉痹阻不通引起的下肢痹痛、肢体麻木等症，刮拭这两个穴位也有明显的疗效。

### 刮·阴陵泉穴—三阴交穴

**取穴原理：** 阴陵泉是足少阴脾经的合穴，为脾经经气聚集之穴。三阴交是脾经、肾经、肝经三条阴经的交会处，是保健名穴。

**操作方法：** 取坐位，在刮拭部位先涂刮痧油，用面刮法从上向下刮拭下肢脾经路线，重点刮拭阴陵泉穴、三阴交穴。

**主要功效：** 具有清热利湿、健脾理气、调理脾胃的作用，对腹胀、腹痛、食欲不振、消化不良等多种消化系统疾病有辅助治疗作用。

**养胃小贴士**

阴陵泉穴在小腿内侧，当胫骨内侧髁后下方凹陷处。

### 刮·解溪穴—冲阳穴

**取穴原理：** 解溪穴和冲阳穴均属足阳明胃经，是防治胃部疾病的重要穴位。

**操作方法：** 取仰卧位或坐位，在刮拭部位先涂抹刮痧油，用角刮法或按揉法由解溪穴刮至冲阳穴，刮拭20下左右或刮至出痧为止。

**主要功效：** 具有舒筋活络、养胃顺气的作用，对腹胀、便秘、肠炎、消化不良等病症有防治作用。

**养胃小贴士**

解溪穴位于小腿与足背交界处的横纹中央凹陷处。

第九章

# 艾灸养胃：补虚祛病用艾药

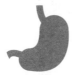

　　艾灸在我国有两千多年的历史，其养生治病的效果已经被无数临床实践证实。艾灸具有温经散寒、行气通络、拔毒泄热等作用，可以养胃、防胃病。艾药燃烧后产生的温热，直接作用于人体穴位，能达到预防或治疗胃病的效果。

# 艾灸养胃的常用方法

艾灸疗法经过历代医家的经验积累，其种类和灸法有了很大的变化。艾灸的操作一般都较为简单，与针灸相比，它不需要专业的行针手法；而且灸的范围较大，取穴也没有针灸严格。艾灸常用的方法有艾炷灸和艾条灸，掌握这些灸法的具体操作，可以有效地防病治病。

## 直接灸

直接灸是将大小适宜的艾炷直接放在皮肤上施灸的方法。为防止倾斜，施灸前一般在施灸部位的皮肤上涂抹少许大蒜汁、凡士林或清水，以增加黏附性或刺激性。直接灸又分为瘢痕灸和无瘢痕灸。施灸时将皮肤烧伤化脓，愈后留有瘢痕者，称为瘢痕灸；不使皮肤烧伤化脓，不留瘢痕者，则称为无瘢痕灸。

## 间接灸

间接灸又称隔物灸，是将艾炷与施灸部位的皮肤用各种不同的药物间隔开来，不使直接接触的灸法。所隔之物多为中药，所以艾灸时，既发挥了艾灸的作用，又有药物的功能，能起到特殊的效果。

常见的间接灸包括隔姜灸、隔蒜灸、隔盐灸和隔附子灸等。间接灸由于刺激温和，对皮肤不易造成损伤，适合家庭灸治保健。

## 艾条灸

艾条灸是将艾绒制作成艾条进行施灸的方法，也称悬灸。艾条灸主要分为回旋灸、温和灸和雀啄灸等。

回旋灸是将艾条点燃端对准施灸部位，保持一定距离，但位置不固定，均匀向左右方向慢慢移动或画圆的灸法。温和灸是将艾条点燃端对准施灸部位，保持适当距离，位置固定不变，以局部有温热感而无灼痛为宜的灸法。雀啄灸是将点燃的艾条在施灸穴位皮肤的上方约3厘米处如鸟雀啄食一样做一上一下的活动熏灸的灸法。

### 温灸器灸

温灸器灸就是用温灸器施灸的方法，常用的温灸器有温灸盒和温灸筒两种。操作时先将艾绒及药末放入小筒内点燃，然后在人体穴位或皮肤上来回熨烫至局部发红为止。温灸器灸使用安全、方便，对小儿、妇女及畏惧灸治者最为适宜。

# 艾灸养胃六大禁忌

我们知道，艾灸对很多疾病都有调理或治疗作用，尤其对身体的亚健康状态有很好的改善效果；但是，并不是人人都适合艾灸，也不是任何部位、穴位都可艾灸。专家提醒，艾灸也存在一些禁忌。

### 禁忌一：灸外露部位

凡暴露在外的部位，如面部、颈部等，不要直接灸，以防形成瘢痕，影响美观。

### 禁忌二：灸血管积聚部位

有大血管经过的体表区域，皮薄肌少、筋肉积聚部位，人体的关节处，乳头、会阴、睾丸等处，不宜直接灸。此外，孕妇的腹部、腰骶部均不宜施灸。

### 禁忌三：灸人迎穴等

人迎穴、承泣穴、睛明穴、四白穴、丝竹空穴、瞳子髎穴、攒竹穴禁灸。经渠穴、曲泽穴、委中穴等穴不宜用瘢痕灸。

### 禁忌四：灸不宜艾灸的人

无论外感或阴虚内热证，凡脉象数疾者均禁灸。患有高热、高血压危象、肺结核大咯血、急性传染性疾病者，患病期间不可灸。此外，严重的器质性心脏病伴有心功能不全者、精神分裂症患者等，也不宜艾灸。

### 禁忌五：酒足饭饱后灸

过饱、过饥、大量饮酒后，或过于疲劳、大汗淋漓、情绪激动时，不宜施灸。施灸后不宜大吃大喝，饮食要清淡，切忌生冷厚味。

### 禁忌六：在封闭空间灸

不要在封闭的空间、过热或过冷的环境艾灸，否则不仅收不到好的效果，还可能造成身体的不适。

**养胃小贴士**

昏迷的病人、肢体麻木及感觉迟钝的患者和小儿，艾灸时量不宜过大。此外，在给老人、小孩或对烟较敏感的人艾灸时，最好选用无烟艾条，不要用有烟艾条。

# 不可不知的艾灸养胃要点

很多人喜欢在家里自行艾灸，艾灸虽然容易操作且较为安全，但是稍有不慎就会对身体造成一些不必要的伤害。因此，在艾灸的时候，我们要注意以下几点。

### 注意体位

要根据自己的病情和体质选择合适的灸法。施灸时取穴要准，以保证艾灸的效果。此外，还要注意体位，一方面要适合艾灸的需要，另一方面要自感舒适。

### 保暖和防暑

艾灸时需要充分暴露施灸部位，因此环境应温暖适宜，在冬季要保暖，在夏季高温时则要防中暑；同时还要注意换气，保持室内空气新鲜，但是不可有风直吹施灸部位。

### 防止烫伤

施灸时要集中注意力，以免艾条移动，不在穴位上或烫伤皮肤；还要根据局部的受热程度随时调节施灸的距离，避免烫伤。施灸后皮肤多有发红、灼热感，一般不需处理即可消失。如灸后局部出现小水疱，可任其自然吸收；若水疱较大，可用消毒针具将其刺破，按常规消毒处理，以防感染。

### 掌握施灸程序

如果灸的穴位多且分散，一般应遵循先上后下、先背后腹、先头身后四肢的顺序，遇有特殊情况可灵活处理。

### 把握施灸时间

艾灸时应注意掌握好刺激量，施灸时间长短应循序渐进，热度也应逐渐增加。此外，施灸的穴位也应该由少至多。

### 做好护理

艾灸结束后要注意保持局部皮肤温度适当，防止受凉影响疗效。艾灸后很多人会出现口干舌燥、咽喉疼痛等上火现象，这是一种正常的反应，此时要多喝白开水。每次灸后最好喝一杯温水，尽量不要食用生冷的食物，以免影响艾灸效果。

**养胃小贴士**

很多人穿的衣服是化纤、羽绒等质地的，属于易燃物，施灸时一定要注意防火，尤其是用艾炷灸时，更要小心艾炷翻滚脱落。

# 艾灸养胃常用穴位推荐

### 艾灸·中脘穴

**取穴原理**：中脘穴居于胃脘部，为胃腑之气积聚处，可用于治疗脾胃疾病。

**艾灸方法**：将艾条一端点燃，对准中脘穴，在距离皮肤2～3厘米处进行熏烤，以局部皮肤有温热感而不灼痛为宜，每次灸10分钟左右。

**主要功效**：艾灸此穴有温中健脾、行气止痛的功效，还可调理肠胃功能，促进营养物质的吸收，常用于脾胃虚弱、食欲不振、胃寒等症。

**养胃小贴士**

可将艾条在穴位附近处做小幅度回旋动作，以缓解局部皮肤温度过高引起的不适。

### 艾灸·幽门穴

**取穴原理**：胃之下口称幽门。幽门穴是足少阴肾经穴位，居于胃部，可治疗胃病，"幽门主善吐，食欲不下。"此穴具体位置在脐中向上6寸，前正中线旁开0.5寸。

**艾灸方法**：将艾条一端点燃，对准幽门穴，在距离皮肤2～3厘米处悬灸10分钟左右，至局部起红晕、腹部感到微热为止。

**主要功效**：艾灸此穴具有降逆止咳、健脾和胃的作用，适用于治疗胃痛、腹胀、呃逆、呕吐、食积、消化不良、胃溃疡等症。

### 艾灸·建里穴

**取穴原理**：建里穴在人体的上腹部，前正中线上，当脐中上3寸。因为此穴位于胃的中部，所以艾灸此穴可直接作用于胃腑，提升胃功能。

**艾灸方法**：将艾条一端点燃，靠近建里穴，在距离皮肤2～3厘米处熏烤，以皮肤感觉热而不烫为宜。

**主要功效**：艾灸此穴具有健脾安胃、调肠止呕的作用，适用于胃脘疼痛、腹胀、呕吐、食欲不振、消化不良、水肿等症。

### 艾灸·足三里穴

**取穴原理**：足三里为胃之合穴，是胃经经气注入的地方，是养胃补脾之要穴。

**艾灸方法**：将艾条一端点燃，对准足三里，距离皮肤2～3厘米处温和灸10分钟，使穴位局部感到温热舒适，以穴位上皮肤潮红为度。

**主要功效**：艾灸此穴具有健脾和胃、协调脾胃运化功能的作用。经常刺激足三里穴，能促进身体的新陈代谢，增强人的消化、吸收及免疫功能，还能消除疲劳、防病健身。

### 艾灸・冲阳穴

**取穴原理**：冲阳穴是足阳明胃经的原穴，是胃经气血的重要来源。此穴位于足背最高处，两条肌腱之间，按之有动脉搏动感。

**艾灸方法**：将艾条一端点燃，靠近冲阳穴，在距离皮肤2～3厘米处熏烤，艾灸5～7分钟，以局部皮肤感觉热而不烫为宜。

**主要功效**：艾灸此穴可以让足阳明胃经运行顺畅，具有暖胃、护胃的功效，可以防治胃痛、腹胀、呕吐等症。

**养胃小贴士**

如果食欲不振、吃饭不香，按摩冲阳穴可以有效改善这一情况。

### 艾灸・内庭穴

**取穴原理**：内庭穴是足阳明胃经的荥穴，"荥主身热"，荥穴可以说是热证、上火的克星。此穴在足背，第2趾与第3趾之间，趾蹼缘后方赤白肉际处。

**艾灸方法**：将艾条一端点燃，对准内庭穴，在距离皮肤2～3厘米处进行熏烤，以局部皮肤有温热感而不灼痛为宜，每次灸20分钟左右。

**主要功效**：艾灸内庭穴有清胃热、泄胃火的功效，适用于胃热造成的吐酸、腹胀、腹泻、口臭、便秘等症。

**养胃小贴士**

内庭穴能够泻胃火，抑制食欲。如果想通过控制食欲来减肥的话，可按摩或艾灸内庭穴。

### 艾灸・公孙穴

**取穴原理**：公孙穴是脾经上的一个重要穴位，联络于胃，又与胸腹部的冲脉相通，有兼治脾胃和胸腹部疾病的功效。此穴位于足内侧第一跖骨基底部前下缘，赤白肉际处。

**艾灸方法：**将艾条一端点燃，对准公孙穴，在大约3厘米高度处固定悬灸，以皮肤稍起红晕，有温热感但无灼痛感为宜，灸约10分钟。

**主要功效：**能起到温补脾阳、调理脾胃的作用，适用于治疗胃痛、腹痛、呕吐、腹泻、痢疾等症。

养胃小贴士

艾灸公孙穴对胸闷、腹胀具有很好的调理作用。

## 艾灸·下巨虚穴

**取穴原理：**下巨虚穴是手太阳小肠经的下合穴，对于调理肠胃运化吸收有独特的疗效。此穴在小腿前外侧，当犊鼻下9寸，距胫骨前缘1横指（中指）。

**艾灸方法：**将艾条一端点燃，对准下巨虚穴，在距离皮肤2～3厘米处温和灸，以局部皮肤感觉热而不烫为宜，灸10分钟左右。

**主要功效：**艾灸下巨虚穴有通络活血、调理肠胃的功效，适用于小腹疼痛、腹泻、痢疾等症。

第十章

# 泡脚养胃：暖身强胃有奇效

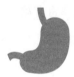

一年四季，不管是严寒还是暑夏，我们都应该经常用热水泡泡脚，这不仅有利于促进血液的循环与代谢，调整各脏腑的功能，还能暖身养胃。

# 泡脚，暖身强胃有奇效

足部被认为是人体的"第二心脏"，是人体健康状况的"阴晴表"。脾经起源于足，而胃经起源于头部、终止于足，因此，脾、胃二经与足部的关系可谓非常密切。

"十个胃病九个寒"，寒从脚起，足部保暖对于保持胃健康非常重要。用热水泡脚，通过温热刺激，可以促进血液循环，改善各脏腑功能，包括脾胃功能。此外，泡脚还能刺激足部穴位，舒通脾、胃经的气血，从而增强脾胃功能，达到强身健体、养胃防病的目的。

一提到泡脚，很多人认为冬天才有泡脚的必要，其实不然。夏天天气潮湿、闷热，而脾怕湿，湿气会使脾的运化功能受阻，进而出现食欲不振、消化不良、精神不振的现象。用温水泡脚能够刺激经络，也有利于祛除暑湿，强化脾胃功能。对于脾胃不好的人来说，夏季泡脚可谓非常有益。因此，一年四季，不管是严寒还是暑夏，我们都应该坚持不懈地多用热水泡泡脚。

# 泡脚养胃并非适合所有人

泡脚操作简便，容易被人接受，几乎成了人们日常保健的重要方式之一；不过，专家提醒，泡脚养胃并非适合所有人，以下几类人泡脚要当心。这几类人泡脚不但达不到养胃的效果，还可能会带来严重后果。

### 糖尿病患者

糖尿病患者易出现神经病变，末梢神经反应迟钝，不能正常感知外界温度，贸然泡脚易被烫伤，甚至引发足部感染，加速糖尿病足病情恶化。

### 心脑血管疾病患者

热水泡脚时，毛细血管受到高水温刺激而扩张，全身的血液会由重要脏器加速流向体表，导致心脏、大脑等重要器官缺血缺氧。有严重心脏病的人群会增加发病的风险。因此，心脑血管疾病患者不宜用热水泡脚。

### 严重低血压患者

低血压患者在用热水泡脚出汗时容易出现头晕的现象，泡脚时间长了还会使血压降低，甚至晕厥。

### 脚气患者

患有脚气的人如病情严重到起疱时，不宜用热水泡脚，以免造成伤口感染。此外，足部有炎症、皮肤病、外伤或皮肤烫伤者，也不宜泡脚。

### 出血性疾病患者

有出血倾向的人不宜泡脚。因为泡脚能使毛细血管扩张，血液循环加快，对于这类人来说，热水泡脚容易诱发和加重出血。

### 静脉曲张患者

泡脚时，脚部温度的升高只会增加局部血流量，不能改变静脉回流的速度，反而可能加重静脉回流负担，导致曲张的静脉进一步扩张，加重下肢充血，腿部出现肿胀、沉重的感觉，使病情加重。

### 冻脚者

有些人一到冬天就会出现冻脚，此时不宜立刻用热水泡脚。因为双足受到寒冷侵袭，皮肤、肌肉处于僵硬状态，如突然用热水泡脚，皮肤、肌肉往往经受不起巨大的温差变化而加重症状。因此，脚受冻后应用手适度揉搓，使其发热，再用温水泡脚。

## 幼儿

幼儿正处于生长发育期，长期用热水给幼儿泡脚，会给幼儿的神经、血管功能带来一些影响，尤其是小孩的足弓发育会受到影响。

肺炎等感染性疾病发热期患者，疮、疖等皮肤局部感染者，各种开放性软组织损伤者，足部皮肤有破损及烧、烫伤者，上消化道出血及月经过多者，均不宜热水泡脚。孕妇只宜用温水洗脚，而不宜采用热水熏蒸或用较热的水泡脚。

# 泡脚养胃必知"四宜四忌"

泡脚虽然简单易操作，但不是把脚放进热水里泡泡就行了，也有很多学问和讲究。不适当的泡脚方法会引起不良的后果，泡脚养胃要知道"四宜四忌"。

### 宜边泡边搓

为了强化泡脚养胃的效果，可以在泡脚的同时有意识地搓揉某些穴位，如三阴交穴、足三里穴等。需要注意的是，不要用力搓擦皮肤，否则容易造成表皮细胞损伤，导致细菌或病毒在皮肤微细胞破损处乘虚而入。

此外，也可以在脚盆中加入适量的鹅卵石。人体的脾、胃二经在脚上交会，在泡脚的同时踩踏鹅卵石，可有效刺激脚部穴位，从而增强脾胃功能。

### 宜睡前泡脚

俗话说"睡前泡脚，胜过吃药"，实践证明，晚上临睡前泡脚效果更佳，不仅能促进血液循环，有助于消化，还可以消除疲劳、缓解压力、促进睡眠。一般来说，睡前半小时泡脚比较适宜。

### 宜加点料

若在泡脚水中加入合适的中药材，使中药材的有效成分借助热水的传导为皮肤所吸收，将更有利于药物在人体中发挥作用，从而对身体各个器官部位进行有效调理，这样养胃效果会更明显。

### 宜用木盆

泡脚最好用木盆，深度以能达到小腿肌肉处为佳。因为木盆的材质是天然的，不会因为水温过高而释放有害物质，也不会与中药发生反应，影响药效。此外，木盆不像塑料盆和铁盆那样散热快，比较容易保温。如果没有木盆，搪瓷盆也可以。

### 泡脚四忌

**忌水温太高**

有些人习惯泡脚时把脚泡得通红，并以为水温越高效果越好，其实泡脚水不可太热，一般以38～43℃为好。水温过高，人体热量不容易散发，容易使人虚脱；另外，容易伤害脚部皮肤。

**忌时间太长**

泡脚时间不宜过长，以15～30分钟为宜。泡脚的过程中，人体血液循环加快，心率也比平常快，泡太长时间的话会给心脏带来负担。另外，泡脚时由于更多的血液会涌向下肢，泡脚人群可能因脑部供血不足而感到头晕，严重者甚至会晕厥。

**忌空腹泡脚**

泡脚的过程中身体会消耗很多热量，如果空腹泡脚，容易出现头晕不适的情况，或者因血糖过低发生低血糖性休克。

**忌餐后立即泡脚**

如果饭后立即泡脚，温度的升高、热水的刺激会使皮肤血管膨胀，消化器官中的血液相对减少，从而妨碍食物的消化和吸收。餐后半小时内不宜泡脚。

# 泡脚养胃常用方推荐

### 干姜肉桂方

**处方**：干姜30克，肉桂30克，高良姜50克，香附50克。

**用法**：用水浸泡15分钟，煮20分钟，将药液倒入脚盆，待温度适宜后即可浴足。每日3次，每次20分钟。

**功效**：用于胃病发作，疼痛剧烈、畏寒喜暖、得热痛减、胃痛隐隐或绵绵不断者。

### 榛子山楂健胃水

**处方**：榛子仁100克，山楂、淮山药各50克，党参、莲子各25克，砂仁4克（后入），陈皮10克。

**用法**：将上述药材倒入砂锅，加入适量清水，煎数沸，去渣取汁，倒入泡脚盆，加入1000毫升开水先熏蒸，待温度适宜时再浴足。每天2次，每次半小时，一周为一疗程。

**功效**：这个方子可补益脾肾，适用于消化不良、饮食减少等症。

### 橘皮消食水

**处方**：橘皮、花椒、苍术、小茴香、砂仁各15克。

**用法**：将以上药材倒入砂锅，加入适量清水，煎半小时，去渣取汁，倒入泡脚盆，加入1000毫升开水先熏蒸，待温度适宜时再浴足。每天1次，每次40分钟，10天为一疗程。

**功效**：这个方子有消食化水、健脾开胃的功效，适用于消化不良、不思饮食等症。

### 白术茯苓水

**处方**：山药200克，木香、砂仁、草果各40克，甘草30克，白术、茯苓各20克，神曲、麦芽、山楂各15克。

**用法**：将以上药材倒入砂锅，加3000毫升清水，浸泡10分钟，煎数沸，待水煮至一半时去渣取汁，倒入泡脚盆中进行熏蒸，待温度适宜时再浴足。每天1次，每次40分钟，10天为一疗程。

**功效**：这个方子可调节肠胃功能，改善食欲不振、消化不良等症状。

### 芝麻梗方

**处方**：黑芝麻梗100克，火麻仁30克，郁李仁、肉苁蓉各20克，当归60克，白芍9克，大黄6克。

**用法**：将以上药材倒入砂锅，加入2000毫升清水，煎至水剩1500毫升时去渣取汁，倒入泡脚盆，待水温适宜时再浴足。每天2次，每次30分钟，5天为一疗程。

功效：这个方子有益气温阳、养血通便的功效，适用于老年便秘或久病体虚便秘。

### 杏仁火麻仁汤

处方：桑叶50克，火麻仁40克，杏仁30克。

用法：将以上药材倒入砂锅，加适量清水，煎煮半小时，将药液倒入泡脚盆，再加入3000毫升开水进行熏蒸，待温度适宜后再浴足，同时还可配合足底按摩。每天1次，每次30分钟，15天为一疗程。

功效：这个方子有清热、润肠、通便的功效，适用于各种原因引起的便秘。

### 黄芪桃仁水

处方：桃仁、火麻仁各30克，黄芪20克。

用法：将以上药材倒入砂锅，加适量清水，煎煮半小时，去渣取汁，将药液倒入泡脚盆，再加入适量开水进行熏蒸，待温度适宜后再浴足，还可配合足底按摩。每天1次，每次30分钟，15天为一疗程。

功效：这个方子有益气补中、润肠通便的功效，适用于气虚便秘。

### 葛根扁豆汤

处方：白扁豆、车前草各150克，葛根50克。

用法：将以上药材倒入砂锅，加入适量清水，浸泡5～10分钟，煎煮30分钟，将药液倒入泡脚盆，加适量开水，待温度适宜后再浴足。每天2次，每次40分钟。

功效：这个方子有清热利湿的功效，适用于湿热泻。

### 艾叶足浴

处方：干艾叶或新鲜野艾250～300克。

用法：将艾叶倒入砂锅，加入2000毫升清水，煎沸，去渣取汁，倒入泡脚盆，待温度适宜后即可浴足。每天1次，连泡5天。

功效：这个方子有健脾的功效，适用于反复发作、病程较长的腹泻，以及大便不成形并夹有不消化食物的腹泻或食积泄泻。

### 苦参足浴

处方：苦参45克。

用法：将苦参放入砂锅，加入适量清水，浸泡10分钟，煎沸，待温度适宜后泡脚。每天2次，每次30分钟，连续3～5天。

功效：这个方子有温中散寒、理气除湿的功效，适用于寒湿泻。

### 双香汤

处方：香附、木香各15克。

用法：将以上药材倒入砂锅，加入适量清水，浸泡10分钟，煎沸，去渣取汁，倒入泡脚盆，待温度适宜时即可浴足。每天2次，每次30分钟，连续3～5天。

功效：这个方子有疏肝行气的功效，适用于肝郁气滞所致的胃脘疼痛。

### 桂枝麻黄温胃汤

处方：麻黄、独活、羌活各15克，桂枝20克，细辛、红花、艾叶各10克。

用法：将以上药材倒入砂锅，加入适量清水，浸泡8分钟，煎沸，去渣取汁，倒入泡脚盆，加入适量温水，待温度适宜时即可浴足。每天1次，每次30分钟。

功效：这个方子有驱寒暖胃的功效，适用于风寒外袭所致的胃病，症见胃痛如绞、得温痛减、怕冷、发热等。

第十一章

# 对症养胃：常见症状调养方案

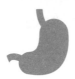

胃病是胃部多种疾病的统称，其临床表现不尽一致，寒热虚实变化也不规律，因此，调养方案也应因"症"而异。一般情况下，胃病常见的自觉症状有胃痛、泛酸、呃逆、嗳气、胃胀、恶心呕吐、消化不良等，我们应该根据不同的症状采取不同的养护措施。

# 【症状一：胃痛】

胃痛又叫胃脘痛，其主要症状是自觉上腹胃部近心窝处有或轻或重的疼痛感，常伴有胃部胀满、恶心呕吐、打嗝、食欲缺乏等。中医认为，胃痛的发生与饮食不节、受风受寒、情志失调、脾胃不和、过劳过累等因素有关。胃痛是常见的临床症状，现代医学中的急性胃炎、慢性胃炎、胃溃疡、十二指肠溃疡、胃下垂、胃黏膜脱垂等疾病均可能出现胃痛症状。

## 热敷方快速减轻胃痛

### 热敷胃部

用热毛巾、热水袋等直接敷在胃部，可减轻胃痛的程度；也可把盐、米或沙子炒热后装入布袋，代替热水袋热敷。每天2 ~ 3次，每次15 ~ 20分钟。

### 生姜贴敷

将一块生姜放入火中煨热，切成4片，分别贴于胃部和胃俞穴，凉了更换。每次15 ~ 20分钟，每天2次，3 ~ 5天为1个疗程。适用于脾胃虚寒型胃痛。

### 花椒葱白贴

将3克花椒壳研成粉状，加入1克薄荷脑一同研匀，再将适量葱白捣烂榨汁，调药粉制成2个小药饼，分别敷于两侧胃俞穴，用胶布固定。适用于寒邪犯胃型胃痛。

### 生姜细辛贴

将生姜、细辛两味药捣成泥状，涂在肚脐上，盖上纱布，用胶带固定；再将食盐炒热装进布袋，将布袋敷在脐部。每日1次，每次30分钟。主治气滞气逆型胃痛。

### 莱菔子贴

将100克莱菔子（萝卜种子）打碎，75克生姜和200克洋葱根切碎，放入锅中加50毫升白葡萄酒炒热，然后装入纱布袋，用布袋热敷腹部即可。主治饮食积滞型胃痛。

### 艾叶外敷

把适量艾叶碎末用酒炒热，纱布包裹，敷于脐部，外加热水袋热熨蒸脐，直至痛减为止。主治寒凝气滞型胃痛。

## 缓解胃痛的按摩方

### 捏小腿

**定位**：小腿内侧1/3处肌肉部分。

**操作**：用手捏住上述肌肉部分，拇指与四指相对，稍用力按捏，以自觉有较强的酸痛感为度。自上而下按捏，再自下而上按捏，每次20～30下为宜，每日1～3次。

### 按摩腹部

**定位**：腹部。

**操作**：用手掌按摩腹部，先从腹部中央开始，顺时针环转摩腹，并由内逐渐向外转，做30～50次；然后再用同样的方法逆时针由外向内环转按摩30～50次。主治食积胃痛。

### 按章门、期门穴

**定位**：章门穴位于侧腹部的第11根肋骨的下端处；期门穴在胸部，当乳头直下，第6肋间隙。

**操作**：将双手手掌放于肋骨下缘章门穴处，自章门穴沿肋弓经期门穴擦至中脘穴处，来回擦动，直到胁肋、胃脘均发热为止。主治气滞胃痛。

## 止胃痛简易食疗方

### 佛手茶

材料：鲜佛手12 ~ 15克。

制法：将佛手洗净切片，放入杯中泡水饮用。

功效：芳香理气、健胃止呕、止痛。

### 陈皮荷叶茶

材料：干荷叶15克，干山楂、薏米、陈皮各10克，冰糖少许。

制法：将干荷叶、干山楂、薏米、陈皮分别洗净，一起放入砂锅；加约700毫升清水，大火煮沸，放入少许冰糖，改中火熬煮5分钟即可。可代茶饮用。

### 萝卜生姜汁

材料：萝卜、生姜各适量，食盐少许。

制法：将萝卜、生姜洗净捣烂，取汁，兑水加食盐调匀。每日喝2 ~ 5次。

功效：宽中下气、和胃止痛，适用于胃脘部阵发剧痛、腹胀等。

### 良姜陈皮粥

材料：高良姜4克，陈皮8克，大米100克。

制法：高良姜洗净，切片；陈皮洗净，切丝。砂锅中加适量清水，放入高良姜、陈皮、大米，大火煮沸后改小火熬煮成粥。每天早晚温服。

功效：理气燥湿、暖胃，适用于胃寒痛。

## 日常养护要点

1. 经常胃痛的人，饮食要定时定量，避免暴饮暴食。每日三餐或加餐均应定时，数量要平均，间隔时间要合理。

2. 胃痛患者饮食宜清淡，少吃肥甘、生冷、酸辣刺激性的食物。

3. 急性胃痛的人应尽量少食多餐，平时应少吃或不吃零食，以减轻胃的负担。

4. 有的胃痛是饥饿导致的，因此平时可以准备一些软质、易消化的食物。

5. 平常尽量穿舒适、宽松的衣服，避免腹部受压。

6. 有的人遇冷就胃痛，气温下降时要记得添加衣物，保暖胃部。

7. 情志不畅容易损脾犯胃，导致胃失和降，发生胃痛，因此，平时应保持心情愉快。

# 【症状二：泛酸】

泛酸是指胃酸过多，随胃气上逆，为常见的消化道疾病症状。患者常常会感觉一股"酸气"从口腔中涌出，有烧心感，在餐后、躺卧或腹压增加时尤为明显。泛酸常与胃痛兼见，但也常单独出现，多由肝火内郁、胃气不和而发，或者因脾胃虚寒、不能运化而致。中医泛酸的概念与现代医学中的胃酸过多含义基本一致，常见于胃与十二指肠溃疡、慢性胃炎和消化不良等疾病。

## 三类食物拯救泛酸的胃

### 面食

经常泛酸的人宜以面食为主，平时可多吃一些馒头、面条、包子、烧饼、面包之类的食物。因为面食一方面比较容易消化，另一方面其中含有的碱能平衡胃中的酸碱度，防治泛酸。

### 低脂、低糖食物

高脂和甜食均能引起胃酸分泌增加，而低脂、低糖食物则可以减少胃酸的分泌，从而减少泛酸、烧心发生的可能性。

### 高蛋白食物

经常泛酸的人最好多吃一些蛋白质含量丰富的食物，如豆腐、鱼肉、牛奶等，因为它们可以保护胃壁。

## 缓解胃泛酸的小偏方

1. 将鸡蛋壳洗净，打碎后放入铁锅中用小火炒黄，研末，用白开水送服。每次3～5克，每天2～3次，坚持1～2周，见效后逐渐减少用量。

2. 木香50克、香附30克、陈皮80克、干姜50克、山楂40克，一起装入纱布袋封好，放入洗脚盆用热水浸泡，待水温合适后将双脚浸入。每日1次，每次30分钟。

3. 用大拇指用力按压梁丘穴30秒钟，放松后停顿数秒，再继续用相同手法按摩。反复多次，胃泛酸就能有所缓解了。

4. 双手握拳，竖起大拇指，拇指指腹抵住咽喉下方的胸骨处，顺着胸腹部正中线逐渐向下搓揉至肚脐。每日3餐后进行，对于泛酸有很好的缓解作用。

5. 找到肚脐上面6寸处的巨阙穴，用大拇指指角揉按该穴位。每天早、中、晚饭后各揉按1次，每次15分钟，长期坚持效果明显。

## 止酸简易食疗方

### 姜枣糖茶

材料：生姜6克，红枣5颗，红糖5克。

制法：将生姜、红枣洗净，切成粗丝，一同放入大杯，用沸水冲泡，加盖闷数分钟，调入红糖即成。当茶频频饮用，可冲泡3～5次。

功效：温中健胃，适用于脾胃虚寒型泛酸。

### 姜橘椒鱼羹

材料：陈皮10克，生姜30克，胡椒10克，鲜鲫鱼250克，盐4克。

制法：鲫鱼处理干净；生姜洗净切片，与陈皮、胡椒共同装入布袋，扎紧放入鱼腹，加水适量，用大火烧沸再小火炖熟，入盐调味即成。吃鱼喝汤，每日1次。

功效：温胃散寒、制酸止痛，适用于脾胃虚寒型泛酸、胃痛等。

### 乌贼甘草粥

材料：乌贼骨50克，大米100克，甘草5克。

制法：将乌贼骨、甘草、大米碾碎，过筛成细粉，将细粉用小火炒黄后出锅即可。每次取30克，加水调成糊食用，连服1～2周。

功效：缓解泛酸烧心症状，抗溃疡。

**番茄豆腐煲**

材料：番茄3个，豆腐300克，黄瓜1根，盐适量。

制法：番茄洗净切小块，豆腐、黄瓜切小块。将所有食材放入锅中，加适量水，水开后转小火，最后加盐调味即可。

功效：和胃、止胃酸。

## 日常养护要点

1.清淡饮食，避免摄入刺激胃酸分泌的调味品，如辣椒、芥末等。

2.尽量少喝饮料，少抽烟。

3.进食后1小时内不宜平躺，经常晚上泛酸的人最好采用身体左侧在下的睡姿。

4.避免熬夜，因为经常熬夜会打乱人体的生物钟，引起胃酸的不正常分泌。

5.保持心情舒畅，因为精神紧张、情绪不佳时大脑皮质功能会紊乱，胃酸的分泌会增多。

6.控制体重，体重超标会导致腹内压力增加，加重胃酸反流的状况。

7.最好不要穿紧身衣裤、束过紧的腰带，否则胃内压力会随之增加，使胃液逆流而上。

# 【症状三：呃逆】

呃逆，就是我们平常说的"打嗝"，是指气逆上冲，喉间"呃呃"连声，声短而频，不能自制的症状。健康人在饱餐、饮酒、精神过度紧张、受凉后可发生呃逆。这一般是短暂性的，是一种正常的生理现象。呃逆频繁或持续24小时以上，甚至持续几周不缓解，则称为顽固性呃逆，多由疾病引起。中医认为，胃寒凝滞、胃热上冲、肝气犯胃、痰食阻滞、脾胃阳虚、胃阴不足等，会使胃失和降、胃气上逆，进而导致呃逆。

# 按摩可防治呃逆

### 按揉缺盆穴

**定位**：缺盆穴位于人体的锁骨上窝中央，距前正中线4寸。

**操作**：用双手中指指端同时点按缺盆穴，逐渐向下用力，加重至出现很强的酸胀痛感。

### 按揉膈俞穴

**定位**：膈俞穴在背部，当第7胸椎棘突下，旁开1.5寸。

**操作**：两手置于背部，双手大拇指指腹分别按揉两侧的膈俞穴。按揉的手法要均匀、柔和，以局部有酸痛感为佳。每次2分钟左右。

### 按压攒竹穴

**定位**：攒竹穴在面部，眉毛内侧边缘凹陷处。

**操作**：患者取卧位，闭眼，以一手拇指、食指尖切按在双眉毛内侧端的攒竹穴处，用重手法压至有胀痛感。手法越重见效越快，每次2 ~ 3分钟，可重复进行。

### 按摩膻中穴

**定位**：膻中穴在前正中线上，两乳头连线的中点处。

**操作**：平卧床上，两腿屈曲，腹部放松，以中指点按膻中穴，每次2分钟左右。

# 刮痧有效缓解呃逆

### 刮膈俞穴等

**定位**：膈俞、膈关、胃俞、中脘穴。

**操作**：先用面刮法自上而下刮拭背部膈俞、膈关、胃俞穴，再转至体前自上而下刮腹部中脘穴。

刮鱼腰穴

**定位**：鱼腰穴在额部，瞳孔直上，眉中。

**操作**：将刮痧板边缘放在眉中鱼腰穴上，仔细寻找疼痛点，然后柔和、缓慢地按揉。

## 有效缓解呃逆的小妙招

1. 由于吃饭较快或受凉或吃冷食引起偶然发作的呃逆，可让他人用手心在患者手背处来回快速摩擦，大力度按摩，可在短时间内消除呃逆。

2. 深呼吸法。在进食时发生呃逆可以暂停进食，做几次深呼吸，往往可在短时间内消除呃逆。

3. 喝水弯腰法。取一杯温开水，弯腰大口喝下几口温水，然后再连续弯几次腰，此法可以快速缓解呃逆。

4. 服米醋法。呃逆发作时服米醋10～20毫升，一般可立即生效，止后复发再服仍有效。米醋味酸苦，性温，有下气消食的作用，适用于中焦虚寒胃气上逆之呃逆。

5. 嚼咽砂仁法。砂仁2克，放入口中慢慢细嚼，将嚼碎的药末随唾液咽下，每天嚼3次，每次2克。

## 止呃简易食疗方

**姜汁葡萄酒**

材料：生姜100克，葡萄酒1升。

制法：将生姜捣烂，放入容器，倒入葡萄酒，与药材充分混合，密封放置3天。口服，每天2次，每次50毫升。

功效：祛湿散寒、健胃止痛，主治打嗝、寒性腹痛等。

**柿蒂丁香茶**

材料：柿蒂7个，丁香6克，鲜生姜6克。

制法：以上三味加水入瓦锅，煎取药汁。

功效：温中散寒、降逆止呕。

**竹茹麦冬茶**

材料：竹茹15克，麦冬30克，冰糖6克。

制法：将竹茹、麦冬放入砂锅，加清水500毫升浸透，煎至300毫升，去渣取汁，加冰糖并调匀。待温频饮。

功效：可清热、降气、止呃，主治胃热呃逆。

**干姜刀豆饮**

材料：干姜4克，刀豆20克，柿蒂5个。

制法：三味药同入砂锅，加清水500毫升，泡透煎至300毫升，去渣留汁。每日早晚空腹温热饮用。

功效：温阳补中、降气止呃，适用于脾胃阳虚型呃逆。

**苁蓉炖羊肉**

材料：核桃9克，黑枣6颗，羊肉250克，姜3片，米酒少许，当归6克，肉苁蓉9克，淮山药15克，桂枝3克，盐适量。

制法：先将羊肉洗净，在沸水中余烫一下，去掉血水。所有食材都放入锅内，羊肉放在上面，加入少量米酒及适量水，大火煮开后再用小火炖约40分钟即可。

功效：补肾益精、润肠通便，适用于脾肾阳虚呃逆。

## 日常养护要点

1.刀豆、生姜、荔枝、枇杷、饴糖等食物有温胃、降气、止呃的作用，胃部受寒者适量食用可防治呃逆。

2.饮食量以无饱胀感为好，每次不宜多食，但餐次可增加，发作时应进食易消化饮食、半流质饮食。

3.干硬黏稠的食物会刺激食管或胃肠道，或促使随食物进体内的气体上逆而致呃逆，因此要细嚼慢咽。

4.不要同时进食冷、热食物，例如，饮热茶或热咖啡之后不要喝冷饮、吃冰镇西瓜等。

5.饮食有节，不要过食生冷食物，如冷饮、冷水、拌凉菜、冷粥等，否则会寒滞于胃，气逆上冲，导致呃逆。

6.大汗久渴、久病体虚者不宜过量饮水，否则会损伤脾胃，呃逆频发。

7.情绪不好或紧张焦虑者常有呃逆存在，所以平时要注意精神调摄，保持心情舒畅。

# 【症状四：嗳气】

嗳气是胃中气体上出咽喉发出的声响，其声长而缓，古代称为噫气，属胃气失和而上逆的一种表现。中医认为，嗳气多因感受外邪、饮食不节或痰火内扰而致，胃气不和，清浊升降失常，胃气不降，反气逆而上就会出现嗳气。

嗳气是各种消化道疾病的常见症状之一。现代医学中的反流性食管炎、慢性胃炎、消化性溃疡和功能性消化不良，多伴有嗳气症状。

## 缓解嗳气的小妙招

1.挺起胸膛，深深地吸足一口气，然后憋住不要呼气，直到憋不住了再呼出去，反复3～5次即可有效缓解嗳气。

2.指压中脘穴。用拇指压住胸骨和肚脐连接线中央的中脘穴，一边吐气一边用力强压6秒钟，重复5次，可快速缓解嗳气。

3.足浴法。陈皮、法半夏、吴茱萸、干姜、川椒各10克，香菜50克，将诸药放入药罐，加清水适量，浸泡5～10分钟，水煎取汁放入浴盆，待温时浴足。

4.敷足法。吴茱萸、苍耳子各20克，肉桂5克，研为细末，用醋调成膏状，每次10克，敷于双足涌泉穴。一般用药3天后即可痊愈。

5.敷脐法。生赭石30克，沉香、法半夏各15克，上述各药共研成细末，装瓶备用，用时取药末20克，以生姜汁调匀成膏，贴敷于中脘、肚脐上，外以纱布盖之，用胶布固定，每日换药1次。

# 缓嗳简易食疗方

### 胡萝卜红糖饮

材料：胡萝卜250克，红糖适量。

制法：将胡萝卜洗净，与红糖一起放入锅内，倒入两碗清水，煎至一碗，即可服用。

功效：主治腹胀、食积不化之嗳气。

### 党参豆壳茶

材料：党参10克，鲜蚕豆内壳15克。

制法：将蚕豆内壳洗净，晒干或烘干，放入锅内，用小火炒黄至微焦。将党参、豆壳研为粗末，放入茶杯，用开水冲泡，闷15分钟即成。当茶饮，一般可连续冲泡3 ~ 5次。

功效：适用于脾胃虚弱型嗳气。

### 豆蔻荷叶饮

材料：白豆蔻3克，鲜荷叶半张。

制法：将鲜荷叶洗净，切成丝，与白豆蔻同入锅中，加水适量，煎煮20分钟，去渣取汁即成。每日上午、下午各饮一次。

功效：消食降逆，主治食滞型嗳气。

### 山楂麦芽粥

材料：山楂、炒麦芽各10克，大米50克。

制法：用山楂、炒麦芽煎水，除渣留水，入大米，小火煮粥。每日1 ~ 2次，连服数日。

功效：主治嗳气、腹胀等症。

# 日常养护要点

1. 饮食有节，避免吃得过饱，少吃生冷、黏腻、坚硬等不易消化的食物。

2. 豆类含有丰富的营养物质，但也能引起嗳气，应适量吃。

3.油炸食物不容易消化，会加重消化道负担，嗳气患者应尽量少吃。

4.吃饭时应细嚼慢咽，避免边说话边吃东西。

5.注意腹部保暖，避免腹部受到风寒。

6.进餐时保持愉快而平和的心情。

# 【症状五：胃胀】

胃胀即胃脘痞满，是由于各种原因造成了胃内有过多气体，使上腹部痞闷、胀满不适，是胃病的常见症状之一。中医认为，胃脘痞胀不适多由肝胃不和、脾胃虚弱、食积不消、情志失调所致。现代医学中的慢性胃炎、胃神经官能症、胃下垂、消化不良等疾病在病变过程中大多会出现胃胀的症状。

## 胀气者忌吃这七种食物

### 红薯

红薯有补脾益气、暖胃消食的功效，但食之过多会引起胃胀气或加重胃胀气，正如《本草纲目拾遗》中指出的："中满者不宜多食，能壅气。"因此，痞满患者最好不要过量食用。

### 蚕豆

蚕豆有补中益气、健脾益胃的作用，但多食难以消化，易引起胃胀气。《本经逢原》中记载，蚕豆"性滞，中气虚者食之，令人胃胀气"。

### 菱角

菱角熟食能益气健脾，但胃胀气之人忌食。唐代饮食家孟诜早就告诫："菱实多食令人胃胀气满。"

### 栗子

栗子虽能健脾养胃，但多食难以消化，尤其是胃胀气之人当暂缓食之。《本草衍义》中记载其"生者难化，熟者滞气隔食"，清代名医王孟英也告诫"痞满忌之"。

### 黄豆

凡胃胀气之人，皆当忌食炒黄豆或煮黄豆，《本草纲目》中说"多食壅气"。即使是熟的豆制品，也当忌食或少食，否则不易消化，使胃更加胀气。

### 芋头

多食芋头容易在胃肠内产生气体，加剧胃胀气。正如《本草衍义》所说："多食滞气困脾。"

### 莲子

莲子性平，味甘涩，有补脾止泻、安心养神的功效，但不可多食。清代名医王孟英指出："气郁痞胀，食不运化皆忌之。"因此，痞满者不宜食用莲子。

## 按摩有效缓解胃胀气

### 摩腹法

**定位**：上脘穴、神阙穴等。

**操作**：用掌根自上脘穴向下推至神阙穴20～30次，再以手掌斜擦小腹部5～10次；可配合点按中脘穴、天枢穴、足三里穴，然后起身散步片刻。每日2次，一般宜在饭后半小时进行。

### 按压肋缝

**定位**：两边肋缝。

**操作**：平躺下来，用双手大拇指同时在胸前两边肋缝中上下移动按压，听到肚内有"咕噜"响声的话继续在该处按压。这样可以缓解和消除胃胀、胃痛等不适。

### 按压手掌

**定位**：手掌拇指。

**操作**：将左、右拇指下端处靠在桌角用力按压2分钟。这样可有效缓解胃胀。

### 指压腹部

**定位**：中脘穴、天枢穴。

**操作**：仰卧，放松肌肉，一边缓缓吐气一边用手指用力下压中脘穴，6秒钟后手离开，重复10次；用中间3个手指下压、按揉天枢穴约2分钟。

# 消胀简易食疗方

**姜糖神曲饮**

材料：生姜2片，神曲1/2块，糖适量。

制法：将生姜去皮切片，与神曲、糖同入锅中，加水适量，用小火煎煮30分钟，去渣取汁即成。代茶频饮。

功效：适用于饮食积滞型胃胀。

**橘皮莱菔子茶**

材料：新鲜橘皮15克（或陈皮6克），莱菔子10克。

制法：将橘皮洗净，切碎，与莱菔子同入大杯，注入沸水冲泡，加盖闷15分钟即成。代茶频饮。

功效：行气和胃、消食化积。

**金橘粥**

材料：鲜金橘5枚，大米30克，白糖适量。

制法：大米洗净煮粥，粥将成时把金橘剖成4瓣加入粥内，稍煮加白糖调味即成。当早餐食用。

功效：理气和胃，适用于胃气不和所致的胃胀。

**黄芪内金粥**

材料：生黄芪12克，赤小豆10克，鸡内金粉7克，金橘饼1个，糯米80克。

制法：将生黄芪加水煮20分钟，取汁，加入赤小豆、金橘饼、糯米共煮成粥，再加入鸡内金粉，搅匀即可。

功效：消食和胃，主治脾虚食滞所致的胃胀。

**太子参鸡汤**

材料：鸡肉90克，太子参30克，淮山药15克，生姜3片，盐适量。

制法：将鸡肉洗净切块，和太子参、淮山药、生姜一起放入炖盅，加清水适量，文火隔水炖1～2小时，加盐调味即成。

功效：健脾益气、滋阴和胃。

## 日常养护要点

1. 吃东西时要细嚼慢咽，且不要一次吃得太多，宜少食多餐。

2. 豆类食品一定要煮到熟烂了再吃，否则不好消化，还容易胀气。

3. 平时避免喝碳酸饮料，并且最好不要用吸管喝饮料，否则会无形中增加气体的摄入。

4. 要起居有常，预防风寒、湿热之邪侵袭而引起的胃胀。

5. 应适当参加体育锻炼，以增强体质、调畅气机。

6. 避免劳累，注意劳逸结合，病情较重时需适当休息。

# 【症状六：恶心呕吐】

恶心为上腹部不适和紧迫欲吐的感觉，常为呕吐的前奏。呕吐是指胃内容物经口而出的一种病症。中医认为，恶心呕吐是外感寒湿或情志不舒、饮食不节等引起胃失和降、气机上逆导致的。另外，脾胃虚弱时，如果饮食难消化，也常会发生呕吐。一般情况下，若呕吐物清稀，无酸臭味，并时吐时止，则多为寒性呕吐；若呕吐物有酸臭味，口有秽气，则多为热性呕吐；若呕吐不消化食物，味酸腐，则多为伤食呕吐。

## 艾灸可有效止呕吐

### 温和灸涌泉

**取穴**：涌泉穴、足三里穴。

**操作**：每穴灸15～20分钟，以患者感觉舒适为宜，以局部皮肤潮红为度，每日灸1～2次。

**提示**：涌泉穴位于足前部凹陷处，第2、3趾趾缝纹头端与足跟连线的前1/3处。

### 隔姜灸天枢

**取穴**：天枢穴、神阙穴、期门穴。

**操作**：新鲜生姜切成厚约0.3厘米的片，用针穿刺数孔，放在施灸的穴位上，上置艾炷点燃施灸。每穴每次施灸5～7壮，每日或隔日灸1次。适用于胃寒呕吐。

### 回旋灸大椎

**取穴**：大椎穴、中脘穴。

**操作**：用艾条分别在大椎、中脘穴上回旋灸，艾条距离皮肤2～3厘米，灸至局部皮肤潮红或灼热。每日灸1～2次，病愈即止。

**提示**：大椎穴位于背后正中线上，第7颈椎棘突下凹陷中。

## 缓解恶心呕吐的小妙招

1. 胡椒1.5克，葱白60克，酒炒白芍9克，共捣成膏，贴于心窝（剑突下），外用胶布固定，每日1次。适用于寒湿所致的呕吐。

2. 取大黄、丁香、甘草各等量，共研为细末，过筛。取药末30克，撒在3张胶布上，分贴于神阙穴、中脘穴、胃俞穴，每日1次。适用于热性呕吐。

3. 取炒吴茱萸30克、香葱10克、生姜10克，共捣成糊状，敷于脐部，干棉球覆盖，用胶布固定。适用于胃寒呕吐。

4. 大蒜头5个，吴茱萸末10克。将大蒜头去衣捣烂，与吴茱萸末拌匀，揉成药饼，分别敷双足涌泉穴。可降逆止呕。

5. 韭菜根洗净，捣烂取汁约一小酒杯，用少许开水冲服。有健胃止呕的功效。

6. 杨梅、食盐、白糖各适量，腌制备用，每次嚼服2～3个。或用盐腌杨梅，再用开水泡饮服用。

7. 附子30克，吴茱萸、生姜各15克，加水适量，煎煮至沸，取汁倒入盆内，待温浸洗双足30分钟。本方适用于胃寒呕吐。

# 止呕简易食疗方

### 甘蔗姜汁

材料：甘蔗汁半杯，鲜姜汁1汤匙。

制法：将甘蔗剥去皮，捣烂取汁液；鲜姜汁做法与此相同。将两汁和匀，加热饮用，每日2次。

功效：清热解毒、和胃止呕。

### 生姜醋饮

材料：生姜40克，醋50克，红糖适量。

制法：生姜洗净切片，用醋浸泡24小时。用时取生姜3片，加红糖，用沸水冲泡5分钟，代茶频频服用。

功效：温中健胃、驱寒止呕。

### 小米生姜粥

材料：小米50克，生姜汁10毫升。

制法：小米淘洗干净，放入锅中，加适量清水小火熬煮，粥将成时加入生姜汁，再煮片刻即可。每日早、晚温服。

功效：和胃止呕，主治胃虚呕吐。

**山楂糖**

材料：生山楂500克，生姜20克，白糖250克。

制法：将白糖加水煎成稠汁，入山楂末、姜汁，搅匀倒入盘中，放凉切块即可。

功效：主治伤食性呕吐。

## 日常养护要点

1. 饮食宜清淡、易消化，忌食过冷、过热或辛辣的食物，戒除烟酒。

2. 感到恶心的时候，食用高碳水化合物食物（饼干和面包等），恶心症状可以得到缓解。

3. 恶心时，要尽量避免饮用柑橘类果汁，因其含有的酸会刺激胃部，加重恶心症状。

4. 如果食物的味道使你感到恶心，那么最好远离厨房。

5. 恶心可能是由消化不良引起的，通过适度的咀嚼可以得到改善。

6. 恶心呕吐时不可直接服用止吐药来抑制，应积极寻找原因。

# 【症状七：消化不良】

消化不良主要分为功能性消化不良和器质性消化不良。中医通常称功能性消化不良为"食积"或"积滞"，这类消化不良常伴有饱胀感、嗳气、腹胀，甚至恶心、呕吐等症状。中医认为消化不良的发生通常是由先天不足、饮食停滞不化、脾胃虚弱引起的，改善消化不良需要从健脾和胃、消食导滞入手。

## 白萝卜+山楂有效助消化

白萝卜是一种常见的蔬菜，生食熟食均可。中医认为，白萝卜能化气消滞，具有解除宿食不化之功。《本草纲目》上就曾记载，白萝卜"宽中化积滞，下气化痰浊"。

白萝卜洗净、剥皮后，切片生食，即可帮助消除肚腹胀气。莱菔子功效同萝卜，且消食行滞、止咳化痰的作用更优于萝卜。现代研究认为，白萝卜含芥子油、淀粉酶和粗纤维，具有促进消化、增强食欲、加快胃肠蠕动的作用。

除了萝卜，山楂也是助消化的好帮手，不论是鲜品还是干品，山楂都具有健脾开胃、消导食积、行气散瘀的功效，对于肉食积滞引起的消化不良具有很好的改善作用。山楂还常用于小儿食积，能改善小儿消化不良、腹部胀满症状。《本草纲目》中记载："化饮食，消肉积、癥瘕、痰饮、痞满吞酸、滞血痛胀。"需要注意的是，山楂酸甜可口，但生吃不宜过多。

## 改善消化不良的小妙招

1. 吞津法。在刷牙漱口后，口唇微闭，两腮和舌头沿齿龈内外做漱口运动；接着鼓腮，保持唾液在口中漱动约20次，再慢慢吞咽唾液。此方能生津并调整胃肠消化功能。

2. 按揉下脘穴。将食指和中指并拢，按照顺时针的方向按揉下脘穴3分钟，再按逆时针方向按揉3分钟。

3. 揉捏四缝穴。拇指、食指的指腹相对，依次着力于四缝穴（位于第2～5指掌面，第1、2节横纹的中央），两手指捏而揉动，反复操作2～4分钟。

4. 艾灸大都穴。把艾条一端点着，悬在大都穴（在足内侧缘，当第1跖趾关节前下方赤白肉际凹陷处）上方2～3厘米处施灸。每次灸5分钟，每周3次，效果也比较明显。

5. 艾叶敷脐法。艾叶、胡椒各20克，将艾叶捣烂、胡椒研粉后和匀，加酒调成糊状，敷于肚脐上，10分钟后取下。

6. 白术敷脐法。将白术研为细末备用。治疗时取药末适量，用白醋调匀，敷于肚脐上，以纱布覆盖并用胶布固定，10分钟后取下。

# 助消化简易食疗方

### 萝卜丝肉饼

材料：白萝卜250克，面粉250克，瘦肉100克，调料适量。

制法：白萝卜洗净切丝，与肉馅一起加入调料做馅，用面粉包成馅饼，入油锅烙熟食用。

功效：消食开胃、行气宽中。

### 橘枣饮

材料：橘皮10克（干品3克），红枣10颗。

制法：红枣用锅炒焦，然后与橘皮一同放于杯中以沸水冲泡，约10分钟后可饮。

功效：调中醒胃，可治消化不良。

### 山楂丸

材料：山楂、淮山药各250克，白糖100克。

制法：淮山药、山楂晒干研末，与白糖混合，炼蜜为丸，每丸15克。每日3次，温开水送服。

功效：主治脾胃虚弱所致的消化不良。

### 橙醋茶

材料：橙子1/4个，苹果醋、绿茶各3克。

制法：将橙子剖开取瓤肉；绿茶放入杯中，用沸水泡3分钟。过滤出绿茶茶汤，放入橙肉，滴入苹果醋，搅拌均匀，温饮即可。代茶饮。

功效：醒脾开胃，帮助消化。

### 内金橘皮粥

材料：鸡内金6克，干橘皮3克，砂仁2克，大米30克，白糖适量。

制法：先将鸡内金、干橘皮、砂仁共研成细末，再将大米煮成粥，粥成入三物粉末，加适量白糖调服。

功效：消积导滞，主治食积型消化不良。

## 日常养护要点

1. 食物越细碎，肠胃的负担越轻，所以吃饭时一定要细嚼慢咽。

2. 消化不良患者应忌烟、酒及辛辣刺激性食物，以及蟹、蚌等寒凉性食物。

3. 坚硬、油腻食物不宜消化，食后会加重症状，消化不良的人应忌食。

5. 消化不良者长期食用糯米会加重病情。

6. 饭后不要久坐不动，温和轻缓的运动有助于消化。

7. 排除各种精神上的负担，可有效缓解功能性消化不良。

# 【症状八：食欲不振】

食欲不振，是指进食的欲望明显降低，胃口欠佳，属于中医"纳差""纳呆"的范畴。中医认为，食欲不振与脾胃有关，是脾胃不和、受纳运化失常的一种表现，多因脾胃虚弱、肝胃不和、食滞胃脘或情志不调所致。因此，通常要通过补肝健脾、理气和胃来缓解症状。

## 改善食欲不振的小妙招

1. 取生姜一块，洗净后将其捣烂取汁水，然后用适量的开水稀释，温热状态加一些蜂蜜，长期服用可以有效改善食欲不振。

2. 先以鸠尾（位于脐上7寸，当胸骨剑突凹陷处）、中脘为重点揉上腹部，然后循序往下至下腹部，以脐周围及天枢、气海为重点，用摩法顺时针和逆时针方向各100次。

3. 患者俯卧，先轻揉脊柱两侧的膀胱经，再重点按背部的肝俞穴、胆俞穴、脾俞穴、肾俞穴，重复操作2次。

4. 取葱一根、生姜10克一同捣烂，加面粉适量，温水调成糊状，敷贴于胃部及腹部，每天1次。

5.桔梗、神曲、莲子、青皮、山药、木香各等份，共研为细末，敷于脐部神阙穴，外用消毒纱布、胶布固定。每日换药1次，10天为一疗程。

# 开胃简易食疗方

### 芡实山药糊

材料：芡实500克，山药500克，糯米粉500克，白砂糖250克。

制法：把芡实、山药碾成细粉，与糯米粉及白砂糖一起搅拌，加入冷水调成稀糊状，边加热边搅拌成糊状即可。

功效：开胃助消化。

### 山楂银耳茶

材料：山楂50克，水发银耳25克。

制法：将山楂洗净，加水煎煮，煮沸后加水发银耳，稍煮放凉后即可饮用。

功效：健脾和中、开胃消食。

### 乌梅姜汁饮

材料：乌梅10克，生姜汁10毫升。

制法：将乌梅和生姜汁用水煎煮5～8分钟，代茶饮，不拘时。

功效：用于脾胃虚弱、食欲不振等症。

### 蜜钱橘皮

材料：鲜橘皮250克，蜂蜜100克。

制法：鲜橘皮洗净，切条，用蜂蜜浸渍1周后服用。每次10克，用沸水冲泡，代茶频饮。

功效：行气开胃、促进食欲。

### 橙子蜂蜜饮

材料：橙子1个，蜂蜜50克。

制法：橙子带皮切成4瓣，和蜂蜜一同放入锅内，加适量清水用小火煮20分钟，捞出橙子，留汁饮用。

功效：适用于食积气滞、不思饮食等。

## 日常养护要点

1. 坚持定时进餐。到了进餐时间就产生食欲，多种消化液分泌，以促进消化吸收。

2. 避免睡前饱食。晚餐过饱必然会使胃肠负担加重、胃液分泌紊乱，易使人食欲下降。

3. 如果食欲不佳，饮食上应尽量避免油炸类食物，因为油腻的食物容易引起恶心和反胃感。

4. 常清洁口腔可增强对食物滋味的品尝能力，不但早晚要刷牙，饭后也要漱口，能用淡盐水清洁舌面更好。

5. 禁止吸烟喝酒，吸烟会影响味觉，而喝酒则会刺激胃黏膜，这些都会降低食欲。

6. 就餐时宜选择一个安静优美的环境，如光线充足、温度适宜、餐具清洁卫生等，这都能促进食欲。

7. 紧张、焦虑的情绪会导致食欲减退，因此我们要学会减压，保持乐观、愉悦的心情。

8. 如有牙疾，应及早治疗，以恢复咀嚼功能，增强食欲。